フレイル

超高齢社会における最重要課題と予防戦略

編集　葛谷雅文 *Masafumi Kuzuya*
　　　雨海照祥 *Teruyoshi Amagai*

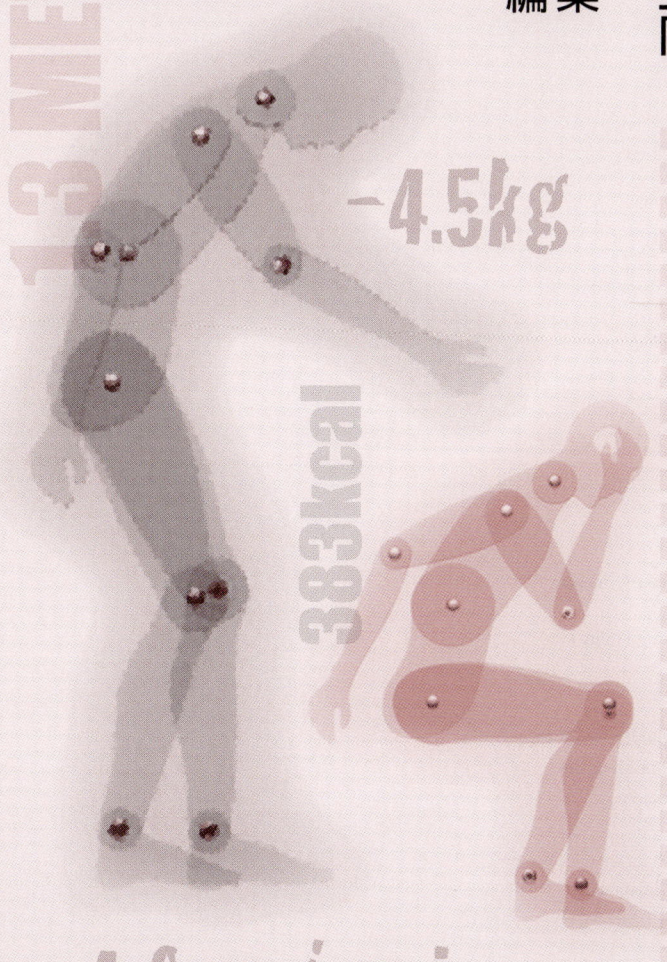

医歯薬出版株式会社

This book was originally published in Japanese
under the title of :

FUREIRU-CHOUKOUREISYAKAI NIOKERU SAIJYUYOKADAI TO YOBOU SENRYAKU
(Guidebook for Frailty-Strategies for Preventing Frailty)

Editor :

KUZUYA, Masafumi
　Professor and Chairman, Department of Community Healthcare &
　Geriatrics, Nagoya University Graduate School of Medicine
　Professor, Institute of Innovation for Future Society,
　Nagoya University

AMAGAI, Teruyoshi
　Professor, Department of Food Sciences and Nutrition
　Mukogawa Women's University

© 2014 1st ed.

ISHIYAKU PUBLISHERS, INC.
　7-10, Honkomagome 1 chome, Bunkyo-ku,
　Tokyo 113-8612, Japan

表紙・本文デザイン
M's 杉山光章

執筆者（執筆順）

氏名	ふりがな	所属
葛谷雅文	くずやまさふみ	名古屋大学大学院医学系研究科　総合医学専攻　発育・加齢医学講座（地域在宅医療学・老年科学分野）
雨海照祥	あまがいてるよし	武庫川女子大学生活環境学部　食物栄養学科
片山美香子	かたやまみかこ	神戸アドベンチスト病院　栄養科
荒井秀典	あらいひでのり	国立研究開発法人国立長寿医療研究センター　老年学・社会科学センター
神﨑恒一	こうざきこういち	杏林大学医学部　高齢医学教室
宮本恵里	みやもとえり	武庫川女子大学生活環境学研究科　食物栄養学専攻
佐竹昭介	さたけしょうすけ	国立長寿医療研究センター　老年学・社会科学研究センター　フレイル予防医学研究室
杉本　研	すぎもとけん	大阪大学大学院　医学系研究科内科学講座老年・総合内科学
楽木宏実	らくぎひろみ	大阪大学大学院　医学系研究科内科学講座老年・総合内科学
鉾立容子	ほこたちようこ	宝塚第一病院　栄養部
細井孝之	ほそいたかゆき	健康院クリニック
大西泉澄	おおにしいずみ	
梅垣宏行	うめがきひろゆき	名古屋大学大学院医学系研究科　総合医学専攻　発育・加齢医学講座（地域在宅医療学・老年科学分野）
服部英幸	はっとりひでゆき	国立長寿医療研究センター　精神診療部（精神科）
野村和至	のむらかずし	東京大学医学部附属病院　老年病科
國枝顕二郎	くにえだけんじろう	浜松市リハビリテーション病院　リハビリテーション科
藤島一郎	ふじしまいちろう	浜松市リハビリテーション病院
原田　敦	はらだあつし	国立長寿医療研究センター
千田一嘉	せんだかずよし	国立長寿医療研究センター　臨床研究企画室
小川純人	おがわすみと	東京大学大学院医学系研究科加齢医学
内田享弘	うちだたかひろ	武庫川女子大学薬学部　臨床製剤学講座
原口珠実	はらぐちたまみ	武庫川女子大学薬学部　臨床製剤学講座
鈴木隆雄	すずきたかお	桜美林大学　老年学総合研究所
島田裕之	しまだひろゆき	国立長寿医療研究センター　老年学・社会科学研究センター
山田　実	やまだみのる	筑波大学大学院　人間総合科学研究科
鳥羽研二	とばけんじ	国立長寿医療研究センター
西　真理子	にしまりこ	東京都健康長寿医療センター研究所　社会参加と地域保健研究チーム
新開省二	しんかいしょうじ	東京都健康長寿医療センター研究所

まえがき　フレイル 2014

▶ **65**歳以上高齢者の割合が全国民のほぼ1/4に到達しているこの国は、少子化と相まってなお高齢化率は上昇し、さらには今後75歳以上の人口しか増えないことが予測されている超高齢社会に突入している．今後この国がどのように持続可能な超高齢社会を構築していくかは、後に続く先進国の注目を浴びるところである．

▶ **2000**年に導入された介護保険制度はさまざまな問題は指摘されてはいるものの、高齢社会から超高齢社会にいたる過程で重要な役割を果たしてきたのは間違いない．しかし、想像はされていたものの、要介護高齢者数は導入時の倍以上の数に達し、今後後期高齢者の数はさらに増えることを考えると、今後この制度の維持に関しても危惧されているところである．

▶ **今**まで要介護状態の原因とされる身体機能障害の要因は、脳血管障害を中心とした疾病を中心に考えられてきた．しかし、わが国のように平均寿命が男性80歳、女性が87歳に到達するような国では、要介護状態に至る要因は、これらの疾病以外に、とくに後期高齢者、85歳以上の超高齢者では前期高齢者と明らかに相違を認め、「高齢による衰弱」や「転倒・骨折」「認知症」などの要因が増加する．わが国では後期高齢者数の増加という人口構造の変化にともない、明らかに医療対象者や予防医療のターゲットに関してのパラダイムシフトが起こっている．今後は疾病予防だけではなく、疾病以外の要介護にいたる原因である「高齢による衰弱」の予防を重要視する必要がある．

▶ 「**高**齢による衰弱」は、現在老年医学で一般的に使用されているfrailty（フレイルティ）の定義と類似したものであり、後期高齢者の要介護状態にいたる要因の最重要因子である．今後超高齢社会を持続可能な社会にするには、要介護状態にいたる時期を少しでも遅らせ、健康寿命を延伸させることを考える必要があり、それを実現するには、疾病予防以上にfrailty予防の認識がきわめて重要であることは間違いない．

▶ **本**書では、frailtyを種々の面からとらえ、その要因、関連疾患、生活習慣、介護予防との関連などをそれぞれの分野から専門家に解説していただいた．本書がfrailtyの理解につながり、さらには今後の介護予防の啓蒙につながる書籍となることを期待するものである．

▶ **な**お、frailty の日本語訳としては「虚弱」が長らく使用されてきたが、日本老年医学会フレイルワーキンググループ（荒井秀典委員長）では今後「フレイル」という呼称を使用することが決められたこともあり、本書においては英語表記が必要なとき以外はできるだけ「フレイル」を使用していただくように各執筆者にお願いしたことを申し添えておく．

2014年6月

編者を代表して
葛谷雅文

フレイル
超高齢社会における最重要課題と予防戦略

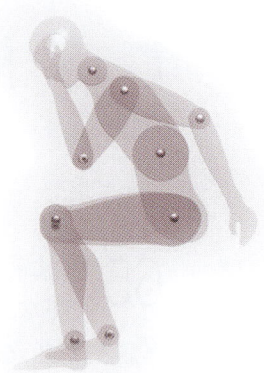

CONTENTS

まえがき……………………………………………………………葛谷雅文　v

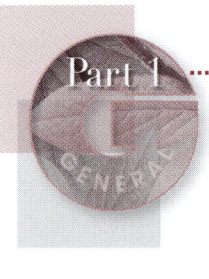

Part 1 総論

- フレイルとは―その概念と歴史………………………………葛谷雅文　2
- フレイルの定義……………………………………雨海照祥・林田美香子　7
- サルコペニアとフレイル………………………………………荒井秀典　18
- フレイルと老年症候群…………………………………………神﨑恒一　23
- COLUMN　フレイルとサルコペニア，カヘキシアとの関係……雨海照祥・宮本恵里　31

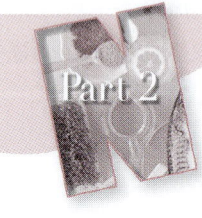

Part 2 フレイルと栄養

- フレイルと低栄養………………………………………………佐竹昭介　34
- フレイルとサルコペニック・オベシティ……………………杉本　研・楽木宏実　41
- フレイル栄養学：たんぱく質……………………………雨海照祥・鉾立容子　48
- フレイルとビタミンD…………………………………………細井孝之　58
- COLUMN　フレイル予防と管理栄養士の役割……………雨海照祥・大西泉澄　63

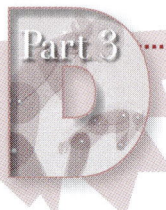

Part 3 フレイルと疾患

- フレイルと認知症（精神心理的側面）………………………梅垣宏行　66
- フレイルとうつ…………………………………………………服部英幸　72
- フレイルと心血管疾患…………………………………………野村和至　78

フレイルと嚥下障害 …………………………………… 國枝顕二郎・藤島一郎　86
フレイルと運動器疾患 ……………………………………………… 原田　敦　94
フレイルとCOPD …………………………………………………… 千田一嘉　99
　　COLUMN　フレイルと薬剤 ……………………………… 内田享弘・原口珠実　106
フレイルの性差とホルモン ………………………………………… 小川純人　110
フレイルと身体活動 ………………………………………… 鈴木隆雄・島田裕之　115
フレイルでとくに注目すべき身体機能 …………………………… 山田　実　121

Part 4　フレイルと高齢社会・福祉施策

介護予防とフレイル ………………………………………………… 鳥羽研二　128
社会的フレイル …………………………………………… 西真理子・新開省二　134

索　引 ……………………………………………………………………………… 142

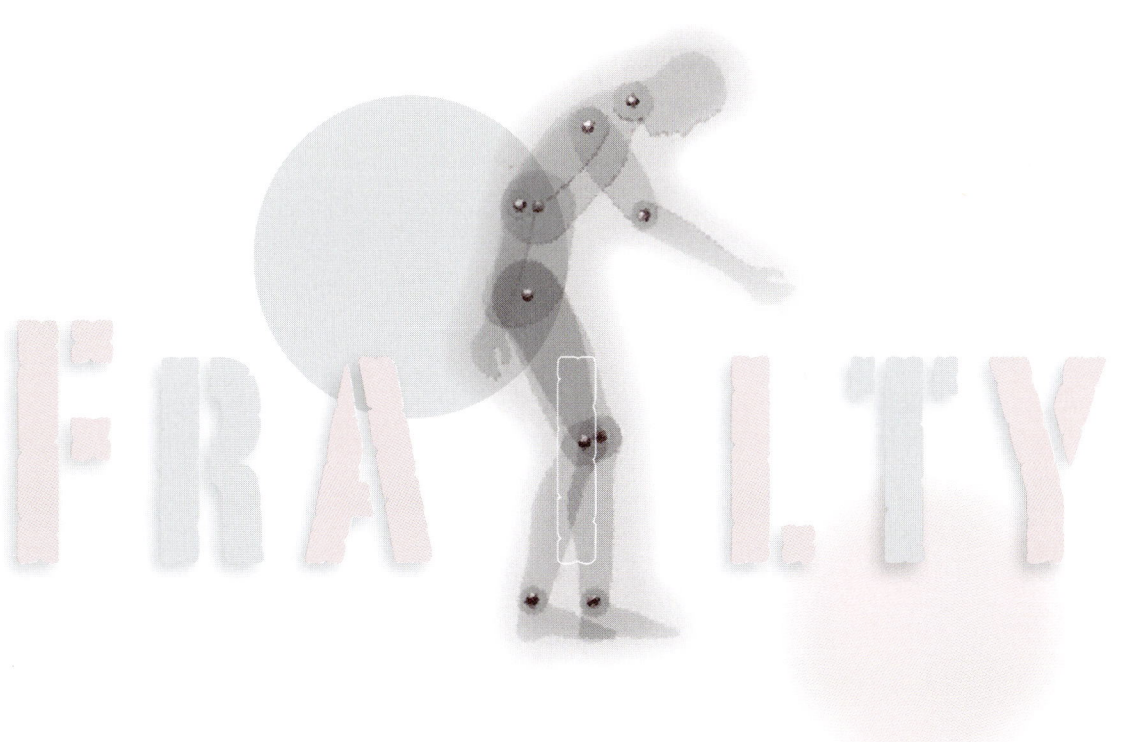

Part 1

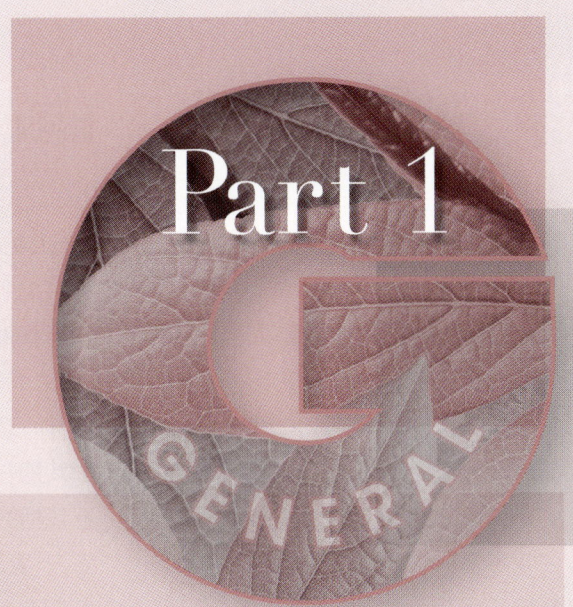

総 論

Part 1 フレイルとは
——その概念と歴史

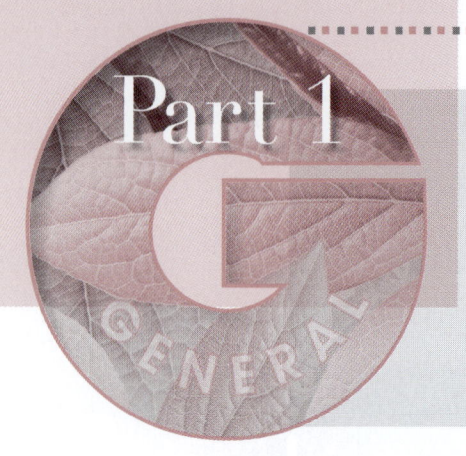

葛谷雅文── *Kuzuya, Masafumi*

はじめに

　Frailty, frail elderly という言葉は日本の高齢者医療・福祉の研究者の間で使用されるようになってまだ日が浅いが，欧米では1980年代より盛んに使用されてきた言葉である．しかし，この言葉の意味するところは明確ではなく，さまざまな状態の高齢者をさすような状況が続いてきた．実際筆者らも米国の老年医学関連の雑誌に論文投稿をした際，調査対象を"frail elderly"としたところ，editor に「どのような対象者を"frail elderly"としているのか，明確にしろ」と指摘されたことが2000年代に入ってもあった．現在もなお単一の明確な定義は存在していないが，徐々にfrailty, frail elderly の意味は集約されつつあるように思う．本稿では frailty（フレイル）の概念の変遷を中心に，文献的考察をしてみたいと思う．

多機能障害としてのフレイル

　"Frail elderly" を PubMed で検索すると，多くは1980年代から関連論文がヒットする．80年代初期の論文に frail elderly の明確な定義を示している論文は見つからないが，その多くは少なくともなんらかの介護が日常生活を送るうえで必要な高齢者として"frail elderly"が使用されている[1,2]．

　1981年に UCLA の Rubenstein は高齢者総合機能評価が必要な対象者を frail elderly とし，その特徴を「多くの慢性疾患と同時に精神心理問題を抱え，社会的な孤立を併せ持つ状態」とした[3]．また，Fisk は frail elderly を包括的な医療提供が必要となる対象者として，「著しく身体的，精神的，社会的に障害をもち，多くのサービス供給が必要な高齢者」としている[4]．また老年学の分野においても，種々の障害のため施設入所が必要な高齢者を"frail elderly"と一般的に呼称されていた．実際，Knight らは "Who are the frail elderly?" の問いに対して，「心身の障害があり，既存のサポートシステムでは在宅療養が困難であるような高齢者」としている[5]．1988年に Woodhouse らも frail elderly を「移動に関しても自立しておらず，日常生活上でなんらかの介助を要し，多くは介護施設に入所している65歳以上の高齢者．そのような対象者の多くは重篤な心肺疾患，肝腎疾患，代謝疾患に罹患しているわけではないが，検査上は軽度のさまざまな異常が観察され，定期的な投薬が必要な状態にある．一般にアルツハイマー病，多発脳梗塞，パーキンソン症候群，骨粗鬆症，変形性関節症，骨折後などを基礎疾患としてもっていることが多

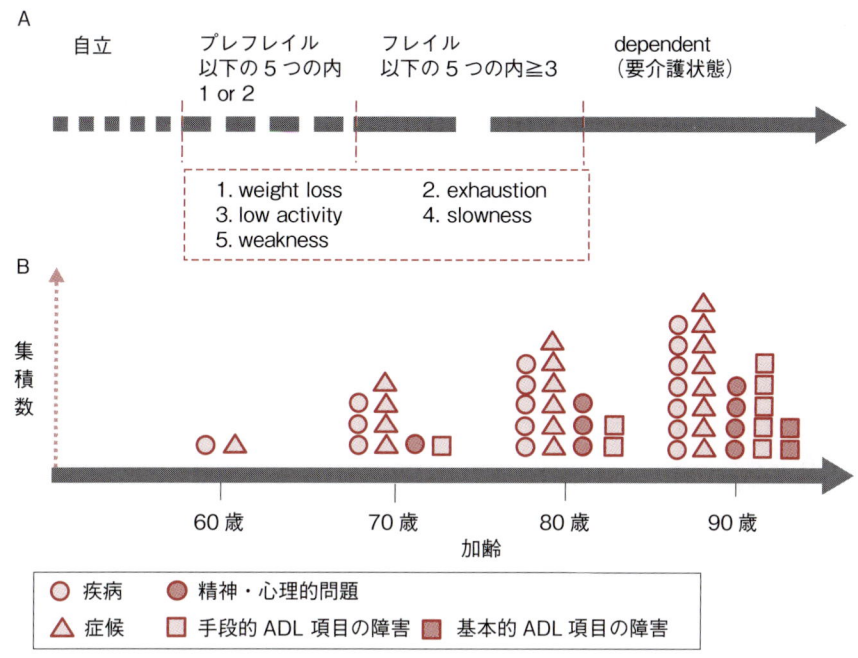

図1 2種類のフレイルの概念
A：Fried らの定義をもとにしたフレイルの概念
B：Rockwood らの定義をもとにしたフレイルの概念

い」としている[6].

このように，当時は frailty, frail elderly を基本的日常生活動作（ADL）障害があり，さまざまな基礎疾患を抱え，在宅療養の継続がむずかしい高齢者としてとらえられていた．

ストレスに対する脆弱性ならびに障害の前段階としてのフレイル

一方で，複数の老年医学者からはフレイルを「加齢にともなう症候群として，多臓器にわたる生理的機能低下やホメオスターシス（恒常性）低下を基盤として，種々のストレスに対して身体機能障害や健康障害を起こしやすい状態」，との概念が提唱された[7,8]．このコンセプトは明らかに上記の機能障害とは同一のものではなく，要因を考慮した異なる概念である．

これらの概念の提示にともない，1990年代になりフレイルを種々の介入が可能な状況，すなわち可逆的な状態ととらえ，老年医学的な介入により恩恵を受ける対象者を frail elderly として定義づける流れが出はじめた．いい換えると，フレイルを physically independent（自立）と dependent（要介護状態）の中間に位置する状態として定義する報告が出てきた．Winograd らは病院に入院した高齢患者を「自立している高齢者」「frail elderly」「重度の障害高齢者」と分別し，フレイルの存在と在院日数の延長，生命予後との関連を報告している[9]．Buchner と Wagner は1992年にフレイルを「体の予備力が低下し，身体機能障害に陥りやすい状態」とし，障害のすでにある状態とは明確に区別し，ADL障害の前段階として定義づけた[10]．さらに，彼らはフレイルに関連する3つの前駆状態として，神経系の障害（複雑な仕事を

実行する能力の低下），動作能力の低下（筋力の低下），エネルギーの低下（心肺機能の低下により運動耐容能の低下）の関与を提案した[10]．フレイルの出現要素として疾病はもちろんであるが，それ以外に不活発な日常生活や疾病による過度な安静など身体活動の低下などによる要因も多く含まれている．したがって，フレイルは予防可能の要素が多く含まれ，その予防方策には 1) 身体機能の定期的モニタリング，2) 身体機能低下に直結する急性または亜急性のエピソード（疾病を含む）の予防，3) 身体機能の低下が出現する前にその予測をする，4) 身体機能障害が出現した後においても，回復を抑制する障害を排除する，としている[10]．

Fried らは身体的フレイルの定義として，1) 体重減少，2) 疲労感，3) 活動量低下，4) 緩慢さ（歩行速度低下），5) 虚弱（握力低下），の 5 項目を診断基準として，3 つ以上に当てはまる場合はフレイルとして診断し，1 つまたは 2 つ該当する場合はプレフレイルとした[11]（図 1A）．このフェノタイプは明らかに先の 3 年間に起こる転倒，移動障害，ADL 障害，入院，生命予後に関連していることが明らかにされた．Fried はさらにこのフレイルをサルコペニア，予備力低下（恒常性低下）と関連させる理論を提示した[11]．

高齢者に出現しやすい疾病，症候，障害の集積としてのフレイル

一方，Rockwood らは 1999 年にフレイルを以下の 4 群（0～3）に群分けして施設入所や生命予後のリスクとの関係を報告している[12]．(0) 介助なしで歩行や ADL が実施でき，失禁や認知機能障害がない；(1) 尿失禁のみ存在；(2) 以下のうち 1 つ以上が当てはまる場合（失禁の場合は尿便失禁の 2 つ），移動，ADL になんらかの介助が必要，認知症ではないが，認知機能障害が存在する，尿，便失禁がある；(3) 2 つ以上（失禁の場合は 3 つ）が当てはまる場合，移動や ADL が全介助，または尿，便失禁，認知症が存在．

さらに Rockwood らは，フレイルを臨床的に介入法の選別，生命予後や施設入所のリスク予測することを目的として，包括的な因子（30 から 70 項目で症候，疾病，身体機能障害，検査異常なども含む）の存在（異常・不能の有無）をカウントし，Frailty Index を計算することを提唱している[13,14]（図 1B）．これは項目ごとに重みづけすることなく，たとえば合計 50 項目の評価で 10 項目が該当するなら Frailty Index は $10/50 = 0.2$ となる．この評価項目のなかには当然 ADL 障害や認知機能障害は含まれるし，慢性疾患などの疾病も含まれる．これらの能力障害，疾病，症候を重みづけなしに単純に加算して，フレイルの有無（あるかなしかの二分割ではなく），インデックスとして連続的にフレイルの集積度を数値化し評価することは，臨床的には実際の高齢者の虚弱性評価としてわかりやすいものではある．

2 つの概念の相違

この Rockwood らの提唱する概念は，明らかに上記の Buchner と Wagner が提唱した「フレイルは障害の前状態である」との概念とは異なるものものではあるが，高齢者の脆弱性，生命としての予備力の欠乏状態を評価するとの意味では理解しやすい．Rockwood らの提唱している疾患，ADL 障害を含めた多数の項目の有無または能力を評価する

Frailty Index は生命予後を含め，将来の健康障害の予測因子として有用なことは多くのデータの蓄積がある[15,16]．一方で，Frailty Index は高齢者包括的総合機能評価となにが異なるのだ，という批判も出てくる．

このようにフレイルの概念としては大きく分けて2つあり，繰り返しになるが1つはフレイルを身体障害の前段階としてとらえる考え方，もう1つは疾患，機能不全も含んだ多項目の包括的な異常（不能状態）の集積を評価する考え方である．欧米においてもこの定義の相違に関しては現在もなお盛んに論争が続いている．

2013年，計6つの国際学会（International Association of Gerontology and Geriatrics, Society on Sarcopenia, Cachexia, and Wasting Diseases, the International Academy of Nutrition and Aging），ヨーロッパ内の学会（European Union Geriatric Medicine Society），ならびに米国の学会（American Medical Directors Association と American Federation for Aging Research）ならびに有識者によりコンセンサス会議が開かれ，以下のような方針が打ち出されている[17]．

まずは，フレイルを「多因子が関与する症候群で生理機能の減退，体力，持久力の低下を基盤として，身体機能障害や死に対して脆弱性が増した状態」と定義した．

また，以下の4つのキーポイントを提唱している．

1. 定義によってはフレイルにすでに身体機能障害を抱える対象者が含まれている場合も，または含まれていない場合もありうるが，できるだけ障害にいたる前で，介護に依存していない対象者をターゲットにすべきである．このような症例をターゲットにすることにより，要介護に陥らないような介入ができる可能性がある．
2. サルコペニアはフレイルの構成成分であり，フレイルはサルコペニアそのものよりも，より多面的な広い概念である．
3. 多くの妥当性を検討されたフレイルモデルがすでに存在しており，老年内科医によりそれぞれのモデルに沿った評価基準を用いて種々の定義によるフレイルの診断がなされるべきである．これらの異なるモデルはいずれも健康障害や生命予後を予測することがわかっている．
4. 身体的フレイルとは多病状態とは異なる．両者とも高齢者にとっては珍しいことではないが，多疾患に罹患していることは65歳を超えた高齢者なら4人に3人は当てはまりフレイルより，より一般的である．フレイルは包括的なアプローチが求められる専門性の高い領域である．多疾患も包括的に評価管理されるのは重要ではあるが，個々の疾患に対して評価，治療管理することが基本であり，多病状態とフレイルとは根本的に異なる概念である．Rockwood らにより提唱されているようなより広範囲の臓器障害の集積としてとらえるフレイルは，軽度なストレスによっても障害を引き起こしやすくなった状態をさし，多疾患や認知機能障害や気分障害などに関連する中枢神経系の異常にも関連する．

というような報告をし，4つのフレイル評価法を提示している．この会議には Rockwood をはじめ，その4つの評価法にかかわる研究者が参加しており，意見の集約ができなかったということだろう．4つのうち3

つは，基本的には Buchner と Wagner の考え方に沿っており，Fried の定義をサポートしているようだが Rockwood らの定義を無視できず，無理やり組み込んだ感があり，歯切れがわるく，定義の統一ができていない．

おわりに

今後の日本においては「まえがき」で記載したように，要介護状態にいたる高齢者を少しでも減少させることがたいへん重要であり，介護予防をさらに推し進めることが喫緊の課題である．その意味で Buchner と Wagner や Fried らの提唱しているフレイルの概念が現在の日本ではフィットするように思う．すなわち，要介護にいたる前のフレイルの状態で拾い上げ，適切な介入をすることにより，要介護状態にいたるプロセスをブロックする戦略である．フレイルの問題を押し進めるには今までの既存の臓器別分野では太刀打ちできない包括的問題の集合体であり，老年医学的ストラテジーが必要である．

なお，今回は physical frailty（身体的フレイル）にフォーカスして議論を進めたが，これまた解決していない問題として，フレイルには身体的のみならず，精神心理的さらには社会的フレイル，たとえば認知機能障害，社会的孤立，家縛りなどの問題があり，今後フレイルをさらに広くとらえる必要性がある．

参考文献

1) O'Brien JE, Wagner DL. Help seeking by the frail elderly : problems in network analysis. Gerontologist 1980 ; 20 : 78-83.
2) Sherman SR, Snider DA. Social participation in adult homes : deinstitutionalized mental patients and the frail elderly. Gerontologist 1981 ; 21 : 545-550.
3) Rubenstein LZ. Specialized geriatric assessment units and their clinical implications. West J Med 1981 ; 135 : 497-502.
4) Fisk AA. Comprehensive health care for the elderly. JAMA 1983 ; 249 : 230-236.
5) Knight B, Walker DL. Toward a definition of alternatives to institutionalization for the frail elderly. Gerontologist 1985 ; 25 : 358-363.
6) Woodhouse KW, Wynne H, Baillie S, et al. Who are the frail elderly? Q J Med 1988 ; 68 : 505-506.
7) Campbell AJ, Buchner DM. Unstable disability and the fluctuations of frailty. Age Ageing 1997 ; 26 : 315-318.
8) Hamerman D. Toward an understanding of frailty. Ann Intern Med 1999 ; 130 : 945-950.
9) Winograd CH, Gerety MB, Chung M, et al. Screening for frailty : criteria and predictors of outcomes. J Am Geriatr Soc 1991 ; 39 : 778-784.
10) Buchner DM, Wagner EH. Preventing frail health. Clin Geriatr Med 1992 ; 8 : 1-17.
11) Fried LP, Tangen CM, Walston J, et al.; Cardiovascular Health Study Collaborative Research Group. Frailty in older adults : evidence for a phenotype. J Gerontol A Biol Sci Med Sci 2001 ; 56 : M146-156.
12) Rockwood K, Stadnyk K, MacKnight C, et al. A brief clinical instrument to classify frailty in elderly people. Lancet 1999 ; 353 : 205-206.
13) Rockwood K, Song X, MacKnight C, et al. A global clinical measure of fitness and frailty in elderly people. CMAJ 2005 ; 173 : 489-495.
14) Rockwood K, Mitnitski A. Frailty in relation to the accumulation of deficits. J Gerontol A Biol Sci Med Sci 2007 ; 62 : 722-727.
15) Song X, Mitnitski A, Rockwood K. Prevalence and 10-year outcomes of frailty in older adults in relation to deficit accumulation. J Am Geriatr Soc 2010 ; 58 : 681-687.
16) Rockwood K, Mitnitski A, Song X, et al. Long-term risks of death and institutionalization of elderly people in relation to deficit accumulation at age 70. J Am Geriatr Soc 2006 ; 54 : 975-979.
17) Morley JE, Vellas B, van Kan GA, et al. Frailty consensus : a call to action. J Am Med Dir Assoc 2013 ; 14 : 392-397.

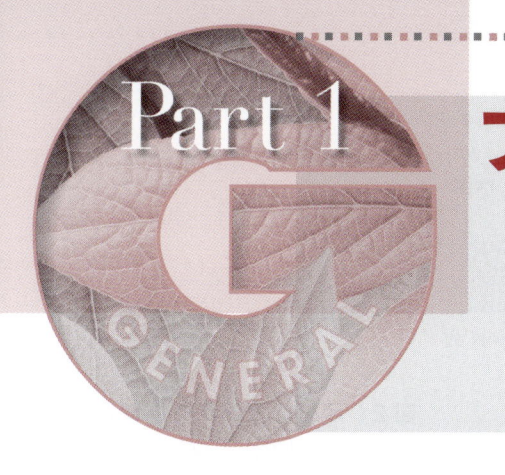

Part 1 フレイルの定義

雨海照祥 —— Amagai, Teruyoshi
林田美香子 —— Hayashida, Mikako

フレイルという概念はなぜ必要なのか
――有害事象発生予測の包括的概念としてのフレイル

　フレイル（Frailty）は，一般的に「臨床的に障害をきたす閾値があると仮定すると，その閾値に近づき，あるいは超えて，予備能をもつ身体機能が複数低下している状態」と定義される[1]，高齢者の有害事象発生確率を予測するための包括的概念である．

　"フレイルのない（ノンフレイル：non-frailty）"高齢者がある有害事象に遭遇し，わずかの程度，わずかの時間，生活に制限を受けたのち，回復をしたとする．一方，同じ有害事象に"フレイル"高齢者が遭遇した場合，受ける生活の制限（disability）はより深く，回復に要する時間も長い（図1）[2]．すなわちフレイルの受傷からの回復概念図である図1において，x軸は時間軸であり，y軸は生活の制限を表す軸である．この概念図において，フレイル高齢者はノンフレイルに比し，x軸とy軸の変化の振幅が大きいことがフレイルの特徴の一つである．

　フレイルは，侵襲に対する感受性が強い．この図では便宜上，ノンフレイルとフレイルの2つの状態を2本の線で表しているが，実際の高齢者の生活で起きていることの多くは，ノンフレイルからフレイルへの変化が連続的であり，この図のような階段状の変化ではなく，スロープ状の変化である（図2）[3]．このスロープ状の変化の評価は，階段状の変化の評価よりむずかしいため，フレイル評価指標の選択は臨床的にきわめて重要である．

フレイル指標の多面性の意義

　一般的に，フレイルの評価法はFreidの定義[4]が用いられることが多い．しかし，フレイルの定義はこれが唯一ではないのである．フレイルは，近未来の有害事象の発生確率が

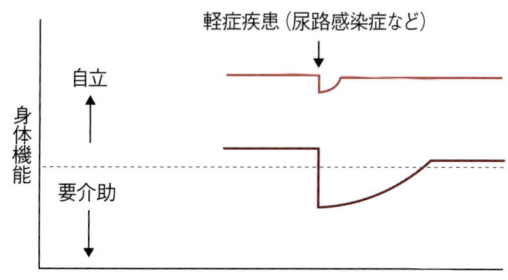

図1　"フレイルの閾値"の概念
横軸は時間，縦軸は身体機能を表す．（上図）わずかな侵襲により，身体機能は低下するもののその程度（レベル）は小さく，回復も早い．（下図）フレイルにおいては，全体の身体機能のレベルが低下している．この状態で，同じレベルの侵襲が加わっても身体機能の低下は大きく，介助を必要とする閾値を超えてしまい，そこからの回復にも時間を要する．さらに回復しても，もとの身体機能のレベルまで回復しない．
（文献2より）

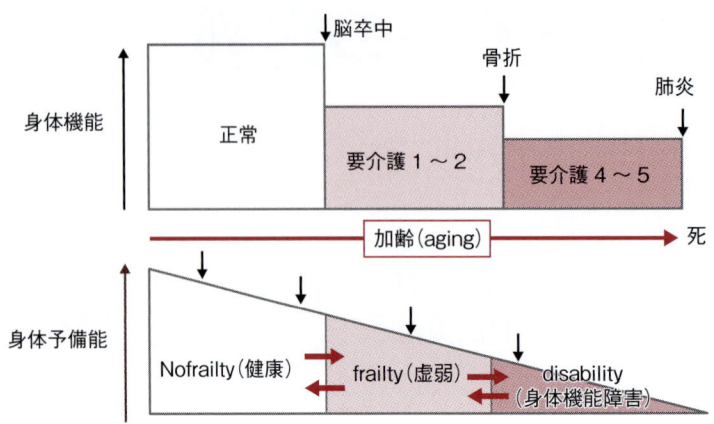

図2 疾患による身体機能の変化の階段（上図）とフレイルの変化のスロープ（下図）

（文献3より）

表1 フレイル指標の精度，正確さの1年間追跡調査による比較[5]

フレイル指標	正式名称	評価指数 個数	評価指数 具体的な指数		判定基準
FI-SOF	Frailty Index derived from the Study of Osteoporotic Fractures	3	1. 意図しない体重減少 2. 手を使わず椅子から5回立ち上がれる 3. 活動度の低下 (low energy level)		フレイルなし：0 プレフレイル：1点 フレイル：2点以上
FI-CD	Frailty Index based on cumulative deficits	32	(欄外参照)*		ありの個数（％） ただし，合計点による重症度分類はない
FI-CGA	Frailty Index based on a Comprehensive Geriatric Assessment	10	1. 認知機能 2. やる気 3. コミュニケーション力 4. 移動性 5. バランス力	6. 消化管機能（排便機能） 7. 膀胱機能（排尿機能） 8. ADL（日常生活動作），IADL（手段的生活動作） 9. 栄養 10. 社会資源	各ドメインごとに： 0：問題なし no problem 1：わずかに問題あり minor problem 2：大いに問題あり major problem 合計が7≧軽症，7〜13：中等症，14≦重症
MPI	Multidimensional Prognostic Index	8	1. ADL 2. IADL 3. 認知機能（SPMSQ） 4. 併発症（CIRS） 5. 栄養状態（MNA）	6. 褥瘡発生のリスク（ESS） 7. 入院時の服薬数 8. 生活の場**	各ドメインごとに： 0：問題なし no problem 0.5：わずかに問題あり minor problem 1：大いに問題あり major problem フレイルのリスク，合計が0.33≦軽度，0.34〜0.66：中等症度，≧0.67重度

* 1. 次のいずれかの生活動作がむずかしい：食事，着衣，歩行，就寝，入浴，トイレ，電話，外出，買い物，調理，軽い家事，服薬，家計（13項目）
 2. いずれかの病気がある：関節炎，パーキンソン病，緑内障，糖尿病，胃疾患，高血圧，認知症（7項目）
 3. 次の疾患の既往：心臓発作，脳卒中，インフルエンザ，大腿骨骨折，複雑骨折，排便・排尿障害（6項目）
 4. なんとなく具合がわるい，次の障害：視力，聴力，耳，歯，足（6項目）
** 生活の場：一人暮らし，家族同居，施設内

高い高齢者を選別する概念である．

Pilottoらは，高齢者の4つのフレイル指標を，入院患者を対象に1年間追跡調査し，その未来予測の感度(sensitivity)，特異度(specificity)を検討した[5]．その結果，Multidimentional Prognostic Index (MPI) が未来予測能においてもっとも優れた結果を示した(**表1**)[5]．また他の指標のうち，フレイル指標として32ないし10のドメインで構成されるFI-CD，FI-CGAのAUCは，いずれも0.7を超えており，信頼性は低くない．ただしこのうちFI-CDは，最終評価点数からフレイルの重症度を識別する構造をとっていない．したがって，前述したようにフレイルの生活の制限の時間の連続的変化の特性から，早期発見のツールとして利用するには，さらなる改良を必要とする．

一方，高い信頼性を示したMPIやFI-CGAは，いずれも機能，活動度，栄養など複数の指標で構成され，その構造が多面的である特性をもち，フレイルの特性を的確にとらえた構造工夫の結果であろう．すなわちフレイルを正確に予測するのは，活動，認知機能，併発症，栄養など，単一の側面から評価できな

形式		全死因の死亡オッズ比 (95% CI, p値)			ROC の AUC (調整後)	
	重症度分類	1カ月		1年	1カ月	1年
表現型(3つ) phenotypes	FI-SOF-1 FI-SOF-2 FI-SOF-3	1.00 1.87 (1.27-2.76, p = 0.0016) 2.42 (1.16-5.04, p = 0.0184)		1.00 1.67 (1.29-2.17, p < 0.0001) 2.45 (1.44-4.18, p < 0.001)	0.685	0.6948
機能欠損の累積 Accumulation of deficits		1.13 (1.10-1.16, p < 0.0001)			0.7383	0.7297
多面的 multidimentional	FI-CGA-1 FI-CGA-2 FI-CGA-3	1.00 2.92 (1.84-4.64, p < 0.0001) 4.54 (1.68-12.24, p = 0.0028)		1.00 2.93 (2.25-3.83, p < 0.0001) 4.18 (2.10-8.34, p < 0.0001)	0.724	0.7278
多面的 multidimentional	MPI-1 MPI-2 MPI-3	1.00 2.05 (1.40-3.00, p = 0.0002) 7.70 (5.73-10.34, p < 0.0001)		1.00 2.00 (1.64-2.45, p < 0.0001) 5.70 (4.49-7.72, p < 0.0001)	0.7655	0.7507

(文献5より)

い特質が明らかとなった.

疾患としてのフレイルまたはフレイル症候群

フレイルは高齢者の疾患である，という考え方がある[6]．フレイルの多面的 mutidimentional な特徴から，疾患というよりも "**フレイル症候群**" としてとらえたほうが理解しやすく，実際に利用しやすい．

認知症クリニックと同じように，"フレイル・クリニック" など，専門に扱う医療機関の創設がフレイルの理解と適切な治療に有効かもしれないとの見解もある[3]．しかしその効果は検証されていない．

ではフレイルの概念規定を，だれがいつ，行うのか．

だれがフレイルを判定するか

高齢者のフレイルの有無，重症度を判定するのは，フレイルによって起きうる有害事象をケアする立場にある職種の人（たち），具体的には医療従事者，福祉従事者の個人または共同体である[7]．フレイルを判定（診断）するのは，これらの専門職種の専門知識を有する人たちである．

さらにフレイルの概念が有効に活用され，アウトカムを得るためには，フレイルに対する効果的な治療や予防など，効率的に実施する必要がある．

そのためには，高齢者本人やケアを担当する人たちが同意し正しく理解し，協力することが前提として必要である．

いつフレイルを判定するか

フレイルを判定すべき時期は，介護や治療など，なんらかの介入がはじまる（直）前である．理想的には，介入を必要としないすべての高齢者にフレイルの有無と重症度を判定し，一次予防がされるべきであろう．ただし実際には，なんらかの問題点，有害事象が発生した時点での判定となる．

表2 フレイルの Freid の定義の5項目の具体的指標の比較[4, 6, 8, 9]

Freid の定義	サルコペニアとの関連性	Cardiovascular Health Study (2001) n = 1,741	InCHIANTI Study (2006) n = 827
1 体重減少	○（骨格筋量の減少による体重減少）	昨年 5% ≦	昨年 4.5kg <（自己申告）
2 主観的疲労感	×	次の1つ以上 1)「何をするにもつらい」 2)「何もはじめる気がしない」	次の1つ以上 1)「何をするにもつらい」 2)「何もはじめる気がしない」
3 日常生活活動量の減少	○（筋力低下）	活動スケールで270（18アイテム）	自己申告
4 身体能力（歩行速度）の減弱	○（下肢筋力の低下）	歩行テスト 4.75m（15フィート）	歩行テスト 4 m
5 筋力（握力）の低下	○（上肢筋力の低下）	握力（BMI 補正）	握力（同性，4分位最低以内）
上記の5項目のうちの該当項目数 ノンフレイル　　　0 プレフレイル　　1または2 フレイル　　　　3≦		33% 55% 12%	56% 38% 7%

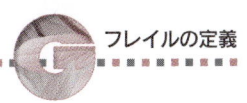

だれがフレイル判定後の介入の効果判定をするか

　原則的には，フレイルと判定した人以外の，第三者が効果判定すべきである．第三者によって客観的，批判的な効果判定がなされ，アウトカム・マネジメントが効率的，効果的に行われる[6]．

フレイルの2つの定義

　実際に現在，定義の決定に向けて世界的な努力が払われているものの，明確なフレイルを定義する具体的な内容はいまだ統一されたものはない．

　そのためフレイルの有病率も，異なる定義どうしでは比較や，その後の経過（改善，悪化）の予測，結果の比較も，同様に異なる定義の間では不能であるという問題点がある．

　フレイルを「定義は容易ではないが，認識することは容易である」（"hard to define but easy to recognize"）とする Rockwood の見解[7]は，フレイルの定義の現状の問題点をよくいい表している．

　しかし，いまのところ大きく分けて2つの定義をあげることができる．すなわち，

（1）身体機能の表現型 phenotype による定義，
（2）身体機能低下数の合計 deficit accumulation model, Frailty Index による定義，

の2つである[5]．これらをそれぞれ概観する．

身体機能の表現型 phenotype による定義

　Freid の定義として，もっとも汎用されている定義がこの表現型と呼ばれる定義である．Freid の定義は5つの表現型から構成され，5項目中3項目以上が当てはまればフレイル，1または2項目当てはまればプレフレイル，0個であればノンフレイル（robust または fit，健全な）と判定される．すなわちフレイルを3段階で判定できる（**表2**）[4,6,8,9]．

　Freid によるフレイルの定義の特徴は，こ

Survey for Health, Aging and Retirement in Europe (SHARE, 2010) n＝18,227		Women's Health and Aging Study (2010) n＝786	TROPOS and SOTI (2011) n＝5,082
「食欲がない」		60歳以降で体重減少が10%≦	昨年5%≦
「先月何もする気がしなかった」		次の1つ以上 1) いつもやる気がしない（0～10，≦3） 2) 先月，異常に疲れた 3) 先月異様に弱々しい気がした	次の1つ以上（SF-36） 1) やつれた感じ worn out がしますか？ 2) 疲れましたか？
「先月中等度以下の活動度の運動を何回しましたか」 3回以下		活動スケールで90（6アイテム）	次の1つ以上 1) あまり動かない 2) 歩くのは週1，2回以下
「健康の問題で歩くのがつらいですか」		歩行テスト4 m	（SF-36, 身体機能） 「1 ブロック歩くのがきつい」
握力（BMI 補正）		握力（BMI 補正）	（SF-36, 身体機能） 「1 段飛ばしで階段を上れない」
50～64歳 59% 37% 4%	65歳≦ 41% 42% 17%	45% 44% 11%	46% 49% 5%

（文献4, 6, 8, 9より）

のように3段階に重症度分類できること，フレイルの概念を表す定義（観念的定義）ではなく，5項目の具体的な客観的および主観的な評価項目の表現型を明示した"操作的定義"*であり，実践的な定義であるところにある．

Freidの定義で注意すべきは，これら5つの表現型の具体的な指標とその基準値がいまだ共通の規定がされていないことである．

したがって同じFreidの定義を用いても，5項目の内容の規定（定義）の違いによって，フレイルの有病率が異なる．すなわち**表1**に示された5つの定義を比較しただけでも，フレイルの有病率は4〜17％に及び，その差が最大で10％を超えているのは，指標と基準値の違いによる相違が大きい（**表2**）．

このことは他の集計をも入れた21本の論文の検討でも同様で，やはりフレイルの有病率はこの範囲のなかで大きく揺れる[10]．

ただしこの総説中，研究対象論文のフレイル有病率を検討した21本の研究中14本，2/3でフレイルの定義が用いられていることからも，一般的にはFreidの定義が広く使われていることも同時にわかる．

さらにこの定義の5項目中，主観的な疲労感以外の4項目はすべて，加齢にともなう骨格筋の量と質の減少，低下であるサルコペニアの表現型と考えて矛盾しない（**表2**）．

すなわちFreidの定義を用いることで，低栄養，サルコペニアとフレイルとの関連性を示すフレイル・サイクル（**図3**）[8, 11]にも，Freidの定義が生かされている．

*操作的定義：ある概念の定義には2つあるとされる．（1）概念的定義 conceptual definition：ある言葉が表す概念を示す．（2）操作的定義 operational definition：具体的な変数の集合体などを用いて定義し，その概念を実際に用いて，概念の正否などを検証することを目的とする．

身体機能の低下の合計モデル health deficit accumulation model（Frailty Index；FI）による定義

Freidの定義以外で用いられることのある"身体機能の低下の合計モデル"のフレイルの定義の構成には，主にComprehensive Geriatric Assessment（CGA：包括的高齢者評価）が用いられている．フレイルが，包括的な身体機能低下を重視して設定し，高齢者の包括的な評価に重点がおかれていることがわかる．

この定義には複数の操作的定義が含まれる．それらのうち，代表的なものを**表3**に示し，Frailty Index（FI）を**表4**[12-17]に示す．

これらはいずれもhealth deficitsを漏らさずチェックできる項目（ドメイン）で構成されているため，包括的な評価ができるという長所をもつ．

一方，同じ理由で，これらのモデルを構成するドメイン数が最大で40に及び，評価するのに手間と時間がかかる短所が並立している．

さらに包括的でチェック項目が多いため，

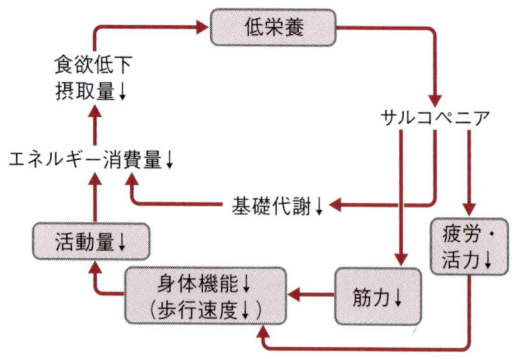

図3　フレイル・サイクル
低栄養，サルコペニア，フレイルの悪循環のサイクルを示す．

（文献8, 11より）

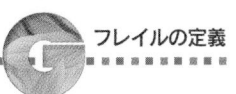
フレイルの定義

表3 身体機能の低下の合計モデル(health deficit accumulation model)による定義とドメイン数などの比較

	名称	報告	ドメイン数	方式	文献番号	備考
1	Frailty Index (FI)	2005, Searle (カナダ)	40	高齢者に質問して解答してもらう(Q & A)方式	16, 17	SHARE[18] (Survey of Health, Ageing and Retirement in Europe)も,名称こそ異なるがIndexの内容は同じである.
2	Groningen Frailty Index (Indicator)	2004, Schuurmans (オランダ)	15	質問者が高齢者に質問する方式	19	
3	Edmonton Frail Scale	2012, Partridge	10	高齢者に質問して解答してもらう(Q & A)方式	20	
4	(Hoover's) Frailty Index	2013, Hoover	30	〃	21	

表4 Frailty Indexの点数表

介助が必要か			
入浴	はい=1点	いいえ=0点	
着替え	はい=1点	いいえ=0点	
椅子に座る	はい=1点	いいえ=0点	
家の周りを散歩	はい=1点	いいえ=0点	
食事	はい=1点	いいえ=0点	
髪をとかす	はい=1点	いいえ=0点	
トイレ	はい=1点	いいえ=0点	
階段の上り下り	はい=1点	いいえ=0点	
500g*持ち上げる	はい=1点	いいえ=0点	
買い物	はい=1点	いいえ=0点	
家事	はい=1点	いいえ=0点	
食事の準備	はい=1点	いいえ=0点	
服薬	はい=1点	いいえ=0点	
お金の管理	はい=1点	いいえ=0点	
この1年で500g以上*の体重減少	はい=1点	いいえ=0点	
自分は健康か	最悪=1　悪い=0.75　よい=0.5	非常によい=0.25　最高によい=0	
この1年で健康状態はかわったか	悪くなった=1	よくなった/同じ=0	
具合が悪くて1日の半分以上,横になっているか(この1カ月)	はい=1点	いいえ=0点	
いつもの活動ができない(この1カ月)	はい=1点	いいえ=0点	
外出	2日以下=1	3日以上=0	
何をするにもきつい	いつも=1	ときどき=0.5	まれ=0
気が重い	いつも=1	ときどき=0.5	まれ=0
幸せ	いつも=0	ときどき=0.5	まれ=1
ひとりぼっちと感じる	いつも=1	ときどき=0.5	まれ=0
困ったことがある	いつも=1	ときどき=0.5	まれ=0
高血圧	あり=1	疑い=0.5	ない=0
心臓発作	あり=1	疑い=0.5	ない=0
うっ血性心不全	あり=1	疑い=0.5	ない=0
脳卒中	あり=1	疑い=0.5	ない=0
がん	あり=1	疑い=0.5	ない=0
糖尿病	あり=1	疑い=0.5	ない=0
動脈炎	あり=1	疑い=0.5	ない=0
慢性肺疾患	あり=1	疑い=0.5	ない=0
MMSE	<10=1　11〜17=0.75	18〜20=0.5　20〜24=0.25	24<=0
最大呼気流量(ピークフロー)	別表(略)[16]		
肩の筋力	別表(略)[16]		
BMI	別表(略)[16]		
握力	別表(略)[16]		
歩行速度(通常)	別表(略)[16]		
歩行速度(最大)	別表(略)[16]		

*500g(原書では1ポンド=約450g)

(文献12-17より)

表5　2つの定義の長所と短所

	代表的な例	長所	短所
表現型 phenotype による定義	Freid の定義	わかりやすい	構成する各項目の定義が未定
身体機能低下数の合計による定義	Frailty Index	包括的な評価ができる	ドメインが多いほど，評価に時間がかかる フレイルありなしの階層2つのみである

フレイルの連続的な変化（multivariable stochastic model of frailty）[18]，可逆性による改善が，他の機能低下のために隠れてしまい，適切に評価できない可能性もあり[18]，運用にあたっては注意を要する．

Freid の定義と Frailty Index との比較—共通点と相違点

Freid の定義と Frailty Index という異なるフレイルの定義の概観からわかるように，この2つのフレイルの定義には，構成要素と判定方法に違いがある（表5）．

しかしいずれにしても長所と短所があり，とくに短所を解消し信頼性の高いフレイルの判定ツールの開発が必要である．

共通点

いずれも移動性 mobility に重点がおかれている共通点がある．これはフレイルの本質が，移動性にあることを意味している．

もしフレイルの構成ドメインから，移動性が抜かれてしまうと，フレイルの概念が他の高齢者に多い概念，そのなかでもとくにカヘキシアとの差別化が不明になってしまう可能性がある（図4）[19]．

またフレイルを老年症候群 Geriatric syndrome と同義と考えることがある[2]が，老年症候群では移動性が，その他の項目であるせん妄，転倒，尿失禁と同等の重みをもち，少なくともその構造からは，フレイルほど移動性が重視されているとはいい切れないため，フレイルと老年症候群とは，強い関係があり，老年症候群はフレイルの一部と考えるのが妥当とされる[20]．

相違点

Freid の定義は，Frailty Index モデルと異なり，構成要素が5つと少ないため，各項目ごとに時間経過を追っての変化の追跡，分析が可能である（図5）[20]．18カ月ごと，90カ月にわたる追跡結果では，ノンフレイルからプレフレイル，プレフレイルからフレイルへ，またその逆というように，隣り合うフレイルの重症度同士への移動が多い．さらに全体の1/3は，改善傾向を示し，フレイルが可逆的変化である[20]．

これは項目数が少ないことの利点である．一方，扱うべき項目数が多い Frailty Index では，得られた観察結果の分析も複雑すぎてしまう．

フレイルと診断することによる負の影響の可能性

フレイルが正しく定義されることで，治療と疫学が進む可能性が高い．しかし一方で，フレイルと判断されることで，高齢者自身が治療を拒否する理由となってしまったり，負の自己イメージを生んでしまい，フレイルの悪化が加速する可能性を否定できない[6]．

こうしたフレイルの概念の導入にともなう負の効果，負の影響も，科学的に整理，検証され，科学的な解決が図られなければならな

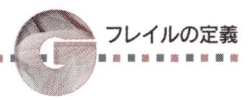

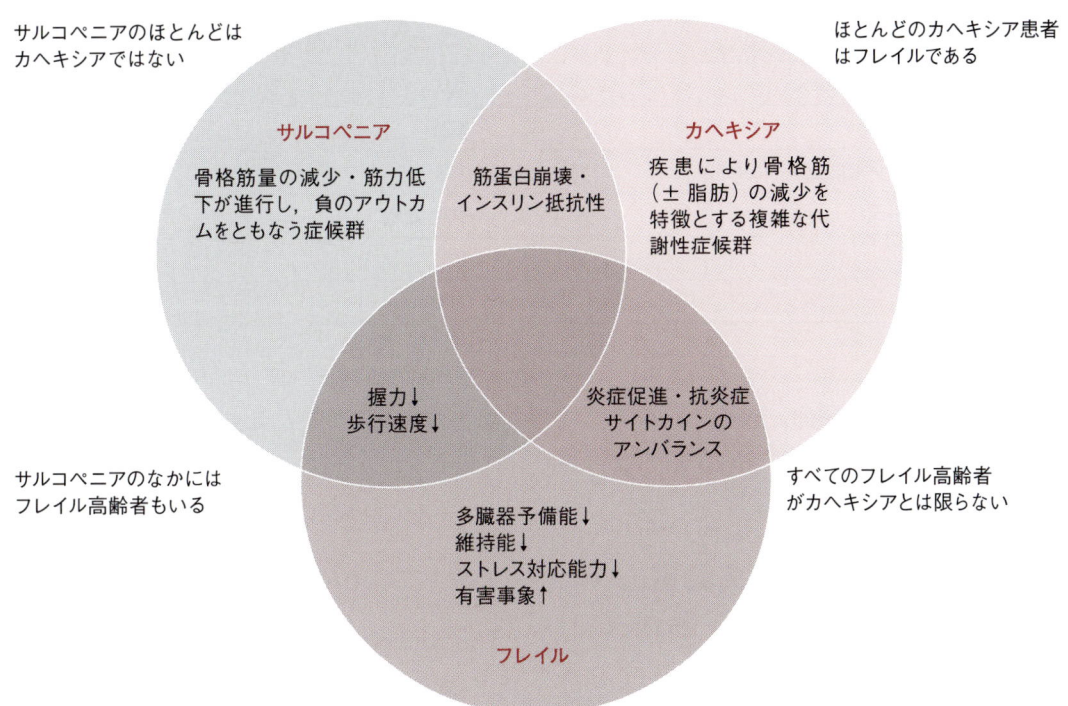

図4 フレイルとサルコペニア, カケキシアとのベン図
これら3つの概念は，重なる部分と重ならない部分とがある．

（文献19より）

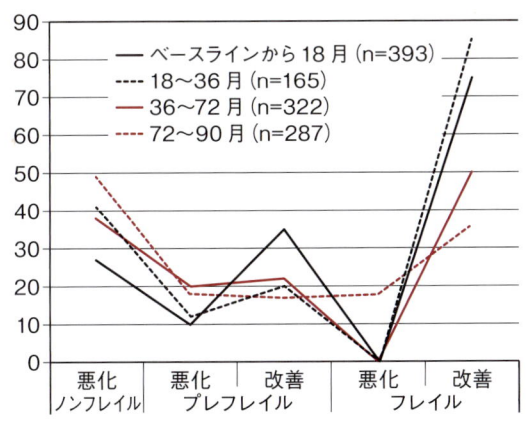

図5 Freidの定義による重症度ごとの経時的変化
プレフレイルの改善率は，年齢が進むほど低くなる傾向があることがわかる．一方，フレイルも同様の傾向を認めるが，対象数が少ないため，結論は出せない．

（文献20より作成）

い必要性があることを，フレイルの定義を理解し診療を進めるうえで知っておく必要があると考えられる．

フレイルの定義の今後

これら2つの定義が臨床的に十分満足のいくツールでないことは，2011年の2月と5月，2回にわたって開かれた北米と欧州のフレイル研究家，老年病医学会を中心に152名が参加したフレイルの定義に関するコンセンサス声明においても，概念，診断に関する議論に多く時間を割かれたことからも，いまだ定義が成熟するにいたっておらず，十分な時間をかけた議論と検証が進行中であることを物語っている（**表6**）[21]．

現在はFreidの定義がもっとも多く用いら

表6 The Frailty Operative Definition-Consensus Conference Project における議論されたフレイルの定義のカテゴリー

フレイルの定義のカテゴリー	数	フレイルの定義のカテゴリー	数
1. 大枠 framework	57	概念	36
2. バイオマーカー	63	診断	78
3. フレイル vs. 身体機能低下 disability	9	予後	15
4. フレイル vs. 併発症 comorbidity	4	予防/治療	5
5. 動物モデル	1	合計	134
合計	134		

(文献21より)

れているが，今後 Frailty Index が汎用される可能性があり[19,22,23]，さらに新たな定義が開発される必要性も論じられている[11]．

フレイルの目的は高齢者のスクリーニングか診断か

最後にふたたび，フレイルを定義する目的が，フレイルという生活の質を制限する状態のスクリーニングのためなのか，あるいは診断するためなのか，の疑問に戻る．

これは，フレイルとは（1）正常ではないが異常ともいえない状態なのか，（2）（明らかに異常な）病態，あるいは疾患なのか，の問題である．

ある病態が診断名として認識されるためには，定められた定義による観察結果の再現性，信頼性が担保される必要がある．したがって信頼性，再現性などが十分に担保された時点で，はじめてフレイルは高齢者の疾患診断名として受容されるのかもしれない．

フレイルによるリスクの高い高齢者の抽出法はスクリーニングか，診断かの疑問に対しては，いまのところ上記の理由から，スクリーニング・ツールと考えられる．

ただし，スクリーニングや診断といった，従来の医学，医療の概念が適用されない，高齢者や加齢に特有な新たな状態に対する新たな考え方が必要な時点にいたった可能性はあり，今後の科学的な検証による結論が待たれる．

まとめ

1. フレイルは，「臨床的に障害をきたす閾値があると仮定すると，その閾値に近づき，あるいは超えて，予備能をもつ身体機能が複数低下している状態」と定義される．
2. フレイルを具体的に定める項目は統一されたものはない．
3. 現在主に用いられているフレイルの操作的定義は，Freid の定義と Frailty Index である．
4. 前者が多く用いられているが，両者ともに長所と短所があり，今後の再検討と新たな定義の開発が必要である．

参考文献

1) Campbell AJ, Buchner DM. Unstable disability and the fluctuations of frailty. Age Ageing 1997 ; 26 : 315-318.
2) Clegg A, Young J, Iliffe S, et al. Frailty in elderly people. Lancet 2013 ; 381 : 752-762.
3) 葛谷雅文．フレイルティとは．臨床栄養 2011 ; 119 : 755-760.
4) Freid LP, Tangen CM, Walston J, et al. Frailty in

older adults : evidence for a phenotype. J Gerontol 2001 ; 56A : M146-M156.
5) Pilotto A, Rengo F, Marchionni N, et al. Comparing the prognostic accuracy for all-cause mortality of frailty instruments : a multicentre 1-year follow-up in hospitalized older paatinets. PLoS One 2012 ; 7 : e29090.
6) Rockwood K. FRAILTY : A Report from the 3rd Joint Workshop of IAGG / WHO / SFGG, Athens, January 2012.Can Geriatr J 2012 ; 15 : 31-36.
7) Smith A. Goal attainment scaling : Applications, theory, and measurements. Introduction and overview. Kiresuk TJ,et al.edi. p3-9. Lawrence Erlbaum Associations, Inc. East Sussex, UK, 2014.
8) 厚生労働省. 日本人の食事摂取基準 2015年版：参考資料1 対象特性 高齢者.
9) Rizzoli R, Reginster JY, Arnal JF, et al. Quality of life in sarcopenia and frailty. Calcif Tissue Int 2013 ; 93 : 101-120.
10) Collard RM, Boter H, Schoevers RA, et al. Prevalence of frailty in community-dwelling older persons : a systematic review. J Am Geriatr Soc 2012 ; 60 : 1487-1492.
11) Xue QL, Bandeen-Roche K, Varadhan R, et al. Initial manifestations of frailty criteria and the development of frailty phenotype in the Women's Health and Aging Study II. J Gerontol A Biol Sci Med Sci 2008 ; 63 : 984-990.
12) Searle SD, Mitnitski A, Gahbauer EA, et al. A standard procedure for creating a frailty index. BMC Geriatr 2008 ; 8 : 24.
13) Jones DM, Song X, Rockwood K. Operationalizing a frailty index from a standerdized comprehensive geriatric assessment. J Am Geriatr Soc 2004 ; 52 : 1929-1933.
14) Romero-Ortuno R, Walsh CD, Lawlor BA, et al. A frailty instrument for primary care : findings from the Survey of Health, Ageing and Retirement in Europe. BMC Geriatr 2010 ; 10 : 57.
15) Schuurmans H, Steverin KN, Lingenberg S, et al. Old or frail : What tells us more? J Gerontol A Biol Sci Med Sci 2004 ; 59A : 962-965.
16) Rolfson DB, Majumdar SR, Tsuyuki RT, et al. Validity and reliability of the Edmonton Frail Scale. Age Ageing 2006 ; 35 : 526-529.
17) Hoover M, Rotermann M, Sanmartin C, et al. Validation of an index to estimate the prevalence of frailty among community-dwelling seniors. Health Rep 2003 ; 24 : 10-17.
18) Fallah N, Mitnitski A, Searle SD, et al. Transitions in frailty status in older adults in relation to mobility : a multistate modeling approach employing a deficit count. J Am Geriatr Soc 2011 ; 59 : 524-529.
19) Partridge JS, Harari D, Dhesi JK. Frailty in the older surgical patinets : a review. Age Ageing 2012 ; 41 : 142-147.
20) Xue QL. The frailty syndrome : definition and natural history. Clin Gerontor Med 2011 ; 27 : 1-15.
21) Rodríguez-Mañas L, Féart C, Mann G, et al. Searching for an operational definition of frailty : a Delphi method based consensus statement. the frailty operative definition-consensus conference project. J Gerontol A Biol Sci Med Sci 2013 ; 68 : 62-67.
22) Rockwood K, Mitnitski A. Frailty in relation to the accumulation of deficits. J Gerontol A Biol Sci Med Sci 2007 ; 62 : 722-727.
23) de Vries NM, Staal JB, van Ravensberg CD, et al. Outcome instruments to measure frailty : a systematic review. Ageing Res Rev 2011 ; 10 : 104-114.

Part 1 サルコペニアとフレイル

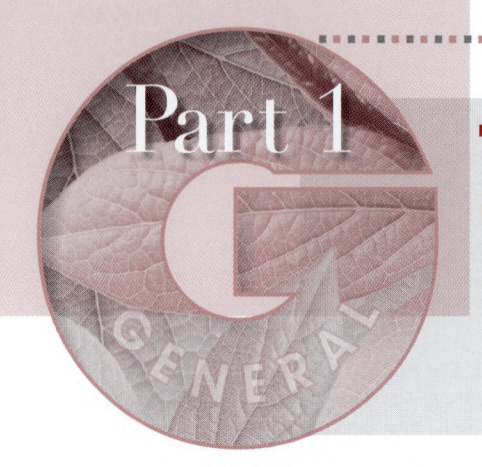

荒井秀典 — *Arai, Hidenori*

はじめに

まず，Frailty に関して，これまでわが国では"虚弱"と訳されてきたが，虚も弱もいずれも Negative な意味をもっており，Frailty のもつ多面性，可逆性を考えた場合にその訳としてはふさわしくないと考えられた．このような背景から日本老年医学会において Frailty の日本語訳を検討した結果，今後は"フレイル"と訳すことになった．本来 Frailty は名詞のため，フレイルティが正しいが，日本語としての発音しやすさや普及性を考えて，フレイルとした．今後は虚弱の代わりにフレイルを用いることによって，その概念，意義がさらに周知されるよう願っている．本稿では，このフレイルとサルコペニアの関係について述べたい．

高齢社会における
フレイルとサルコペニアの意義

世界的に社会の高齢化は大きな問題となっており，高齢者の機能障害（disability）や要介護状態に陥ることの予防が健康長寿を達成するための喫緊の課題となっている．そのためには，老年期に発症しやすい疾病の予防，治療とともに生活機能に着目することが重要である．また，認知症，うつ，転倒，尿失禁など老年症候群の診断，マネジメントも重要である．老年症候群のなかでとくに健康長寿の妨げになるものとしてフレイルやサルコペニアが近年非常に注目されており，老年医学のなかで中心的な課題となっている．

フレイルは高齢期に生理的予備能が低下することでストレスに対する脆弱性が亢進し，転倒，ADL 低下，要介護状態，死亡などの不幸な転帰に陥りやすい状態とされる．フレイルはまた生理的な加齢変化と機能障害，要介護状態の間にある状態として理解されているが，その定義，診断基準については世界的に多くの研究者たちによって議論が行われているにもかかわらず，コンセンサスが得られていないのが現状である．

一方，サルコペニアは 1980 年代後半，Rosenberg によって提唱された概念であり[1]，加齢にともなって筋肉が減少する病態であるが，欧米の研究グループより筋肉量の低下のみならず，握力や歩行速度の低下など機能的な側面を含めた概念としてとらえるべきであるとされている．サルコペニアが進行すると転倒，活動度低下が生じやすく，要介護状態につながる可能性が高くなり，高齢者の運動機能，身体機能を低下させるばかりでなく，生命予後，ADL を低下させることになる．

このようにフレイルとサルコペニアはいずれも老年症候群であるが，サルコペニアはフレイルの重要な一因を担っている．一方，フレイルはサルコペニアのみならず，多くの要因により発生し，身体的側面のみならず，精神的，社会的側面からの評価も必要とされている（図1）．

このような重要性にもかかわらず，フレイルやサルコペニアの概念は比較的新しく，しかも一般の医療専門職における認知度が低いために，適切で必要な介入が行われていないのが現状である．したがって，その重要性を周知し，病態，疫学，介入法などについてエビデンスを構築することが喫緊の課題となっている．フレイルやサルコペニアに関する研究は欧米を中心に進んできたが，最近アジアのサルコペニアワーキンググループ（AWGS）によるアジア人のためのサルコペニアの診断基準が提唱され[2]，フレイルに関する研究も，わが国では基本チェックリストを中心に進んでいる．このように，アジアにおけるフレイル，サルコペニア研究は着実に進んでいるといえる．

フレイルの診断基準

高齢者においてフレイルを評価し，適切な介入を行うことが重要である．これまでの研究からフレイルの指標についてさまざまな尺度や評価方法が提唱されているが，移動能力，筋力，認知機能，栄養状態，バランス能力，持久力，身体活動性，社会性などの構成要素について複数項目をあわせて評価する場合が多い．そのなかでもRockwoodらの指標では，加齢にともなって疾患ならびに日常生活機能障害や身体機能障害が集積してくるものとして高齢者総合的機能評価（CGA）の

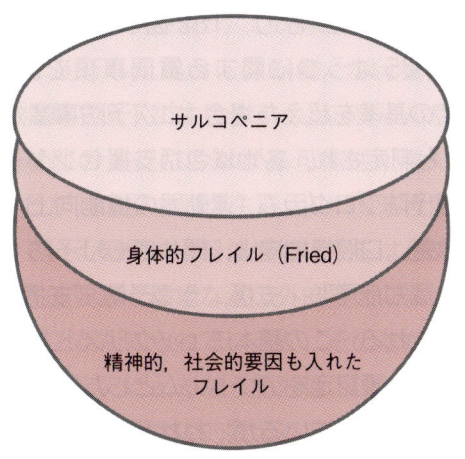

図1　サルコペニアとフレイルの関係

考えに基づいて評価が行われる．このモデルは"accumulation of deficits"モデルといわれ，問題点が蓄積すればするほどフレイルとなるという考え方である[3]．しかしながら，この指標は複雑すぎて実臨床において適用するのは困難である．一方，Friedらの指標は，shrinking, weakness, exhaustion, slowness, low activityの5つの症候からなり，このうち3項目以上該当した場合にはフレイル，1～2項目に該当した場合にはプレ・フレイルとするなどと定義づけられている[4]．このなかで，weaknessとslownessはそれぞれ握力と歩行速度を指標として用いており，サルコペニアの診断基準と一致している．

わが国においては2006年より基本チェックリストを用いた介護予防が行われている．基本チェックリストは要介護状態に陥りそうな高齢者をスクリーニングするための方略であり，自己記入式の総合機能評価ということができる．1～3は手段的ADL，4，5は社会的ADL，6～10は運動・転倒，11，12は栄養，13～15は口腔機能，16，

病）をもつことになり，複数の医療機関を受診するケースが多い（**表2-2**）．そのような臓器機能の低下があっても，肉体的・精神的負荷（ストレス）の少ない日常生活では問題が生じることはない．しかしながら，いったん入院が必要となるような重病が発生すると，ホメオスターシス機構の破綻のため，一気にいろいろな疾患を併発する（**表2-3**）．たとえば，入院初日にせん妄を起こしたり（**表2-4**），脱水や腎機能の低下を背景に薬物有害事象が発生しやすい（**表2-5, 6**）．また，入院中，免疫，栄養状態が低下しやすいため（**表2-7**），感染性疾患を合併しやすく入院が長期化しやすい．入院が長くなると，認知機能やADLが低下し，退院が困難になる．そして，入院前は自宅で生活していても，医療や介護の必要状況によって自宅への退院ができなくなるケースが生じる（**表2-8**）．これらはいずれもフレイルを背景として起こる事象である．入院を契機としてADLが低下することは過去の報告で示されており（**図1**）[3]，この図のなかで①，④，⑤は急性疾患を契機にADLが低下した例を示している．

一方，高齢者が要介護にいたる原因をみた場合，比較的若い年代では脳血管疾患が原因として多いが，高齢になるほど転倒・骨折，認知症，衰弱の占める割合が大きくなっていることがわかる（**図2**）．いずれも背景にあるのはフレイルである．"衰弱"が具体的に示す病態はよくわからないが，おそらく特定

表2　フレイルな高齢者の特徴

1) 各種臓器・器官の機能が低下している
2) 多病である（複数の慢性疾患を有する）
3) 急性期に合併症が出現しやすい
4) 精神・神経症状が出やすい
5) 体液バランスが崩れやすい
6) 薬物有害事象が生じやすい
7) 免疫，栄養状態が低下しやすい
8) 療養状況の影響を受けやすい
9) ADLが低下しやすく，要介護状態に陥りやすい
10) 日常生活を阻害する心身の要因（老年症候群）が多い

（大内尉義ほか編：新老年学第3版より，一部改変）

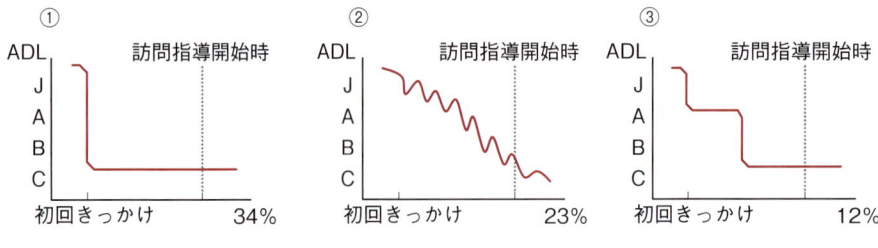
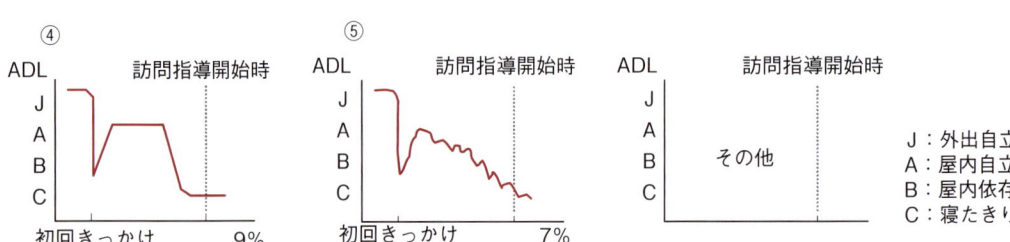

図1　東京都1,192人のADL低下過程
（文献3より）

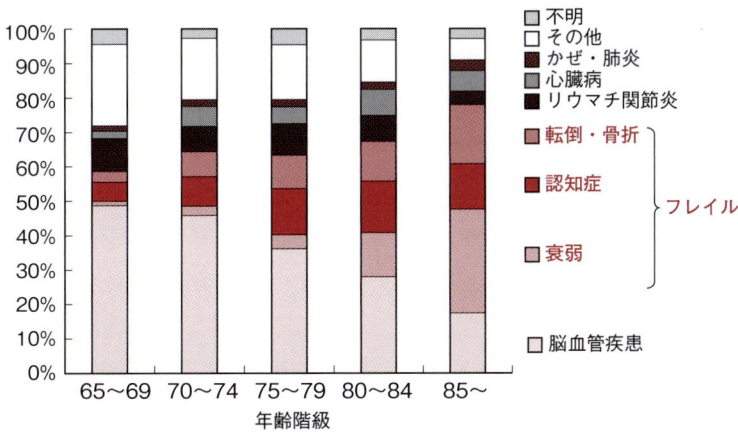

図2 要介護にいたる原因（平成10年厚労省国民生活基礎調査の概況より作図）

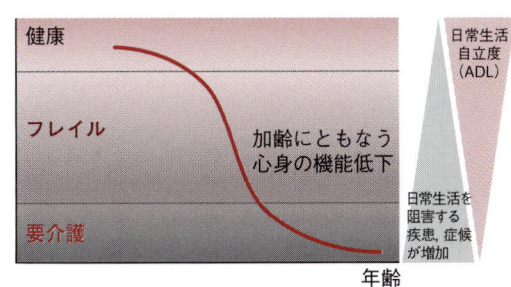

図3 加齢にともなうフレイルの進行と老年症候群の発生，ADLの低下

表3 ADLの評価方法

手段的ADL	基本的ADL
電話の使用	ベッドからの移動
買物	歩行
食事の準備	整容
家事	更衣
洗濯	トイレ動作
乗り物を使った移動	排尿
服薬管理	排便
金銭管理	食事
	階段昇降
	入浴

(Lawton MP et al. Gerontologist 1969; 9: 168-179 より)
(Mahoney FI et al. Functional evaluation: The Barthel Index. Md State Med J 1965; 14: 61-65 より)

疾患によるものでなく，複数の要因がかかわって次第に要介護状態にいたる状態（フレイルそのものと考えられる）をさすと思われる．

フレイルの評価方法

フレイルの評価はさまざまある．背景に存在するのは表1にある諸臓器の機能低下であり，結果として前記のとおりADLが低下し，要介護状態にいたる（図3）．したがって，フレイルを評価するうえでADLの評価や要介護状態の有無を知ることは重要である．

ADLの評価

ADLの評価として，世界的にLawton & Brodyの手段的ADL[4]とBarthelの基本的ADL[5]が広く用いられる（表3）．手段的ADLは電話の使用，買い物，食事の準備，家事，洗濯，乗り物を使った移動，服薬管理，金銭管理の8項目を評価し，おおまかには独居機能をみるものである．一方，基本的ADLは屋内での移動，排泄，着衣，整容，食事の摂取，入浴など屋内生活の自立度を評

価する．国内で使用されている，介護保険の主治医意見書で記載する障害高齢者の日常生活自立度（JABC）と認知症高齢者の日常生活自立度（I～M）もADLの評価尺度である．

Frailty Index

Rockwoodらが提唱したFrailty Index[6]は，評価項目が70項目におよび，大きく分けると手段的ADL，運動機能とサルコペニア，認知機能，神経徴候，心肺機能などの領域からなる．Frailty Indexは評価項目が多く，臨床現場で使用するのはなかなかむずかしい．

Edmonton Frailty Scale

Rolfsonらの提唱したEdmonton Frailty Scale（EFS）[7]もフレイルの評価尺度である．これは9項目からなり臨床現場では使用しやすいものとなっている．EFSの質問項目は時計描画による認知機能テスト，一般的な健康状態，機能的自立（手段的ADL），生活支援への期待，薬の服用，栄養，抑うつ状態，失禁の有無，機能的動作（Timed Up & Goテスト）からなり，スコアをつけ17点満点で評価する．Rolfsonらが報告した外来患者の平均値と杏林大学病院もの忘れセンター通院患者の平均値はいずれも6.2点であり，Rolfsonらの入院患者と当院の入院患者の平均点も9.9点と同一であった．したがって，これらは国を問わず一つの基準になると考えられる．

Friedのフレイルの定義

Friedの定義は，フレイル評価の基本として位置づけられている[8]．本定義では①体重減少，②著しい疲労感の自覚，③筋力の低下，④歩行速度の低下，⑤活動レベルの低下の5項目のうち3つ以上当てはまる場合，フレイルと判定する．最近，わが国で島田らは5,014人の地域在住高齢者を対象としてこの基準を用いてフレイルの実態調査を行い，11.3%がフレイルであることを報告した[9]．

介護予防基本チェックリスト

わが国では介護予防のための基本チェックリストがフレイルの評価票に相当する（図4）．25項目の質問事項のなかに手段的ADL，運動器・転倒，栄養状態・口腔機能，閉じこもり，認知機能，うつの6つの領域が含まれている．これに基づいて特定高齢者（フレイルな高齢者に相当する）が選定され，介護予防プログラムが提供される．遠又ら[10]と浜崎ら[11]は基本チェックリストが要介護の発生予測に有用（信頼性，妥当性を検証）であることを報告している．ちなみに，浜崎らの報告では，2年間で非フレイルな高齢者での要介護認定発生率が2.4%であったのに対して，フレイルな高齢者での要介護認定発生率は13.1%と高率であったと報告している．

以上，フレイルは国内外でさまざまな評価方法があり，優劣はわからない．ただ，加齢とともに心身の機能が低下する結果，健康な状態からフレイルな状態に移行し，やがて日常生活の活動度（activity of daily living；ADL）が低下し，要介護状態にいたる（図3）と考えられる．その過程には個人差があり，ADLの低下をアウトカムとすれば図1のような経過で落ちていくと考えられる．その過程で，次に述べる老年症候群が増加していく．

フレイルと老年症候群

表2-10)に示す老年症候群もまたフレイルを背景としてみられる高齢者の特徴である．老年症候群とは「原因はさまざまであるが，放置するとQOLやADLを阻害する，高齢

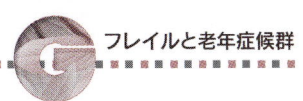

No.	質問項目	回答（いずれかに○をお付けください）	
1	バスや電車で1人で外出していますか	0. はい	1. いいえ
2	日用品の買い物をしていますか	0. はい	1. いいえ
3	預貯金の出し入れをしていますか	0. はい	1. いいえ
4	友人の家を訪ねていますか	0. はい	1. いいえ
5	家族や友人の相談にのっていますか	0. はい	1. いいえ
6	階段を手すりや壁をつたわらずに昇っていますか	0. はい	1. いいえ
7	椅子に座った状態から何もつかまらずに立ち上がっていますか	0. はい	1. いいえ
8	15分位続けて歩いていますか	0. はい	1. いいえ
9	この1年間に転んだことがありますか	1. はい	0. いいえ
10	転倒に対する不安は大きいですか	1. はい	0. いいえ
11	6ヵ月間で2〜3kg以上の体重減少がありましたか	1. はい	0. いいえ
12	身長　　cm 体重　　kg （BMI =　　）(注)		
13	半年前に比べて固いものが食べにくくなりましたか	1. はい	0. いいえ
14	お茶や汁物などでむせることがありますか	1. はい	0. いいえ
15	口の渇きが気になりますか	1. はい	0. いいえ
16	週に1回以上は外出していますか	0. はい	1. いいえ
17	昨年と比べて外出の回数が減っていますか	1. はい	0. いいえ
18	周りの人から「いつも同じことを聞く」などの物忘れがあると言われますか	1. はい	0. いいえ
19	自分で電話番号を調べて，電話をかけることをしていますか	0. はい	1. いいえ
20	今日が何月何日かわからない時がありますか	1. はい	0. いいえ
21	（ここ2週間）毎日の生活に充実感がない	1. はい	0. いいえ
22	（ここ2週間）これまで楽しんでやれていたことが楽しめなくなった	1. はい	0. いいえ
23	（ここ2週間）以前は楽にできていたことが今ではおっくうに感じられる	1. はい	0. いいえ
24	（ここ2週間）自分が役に立つ人間だと思えない	1. はい	0. いいえ
25	（ここ2週間）わけもなく疲れたような感じがする	1. はい	0. いいえ

1から20までの項目のうち10項目以上に該当する者

3/5以上なら「運動器の機能向上」プログラムへ

"はい"で，かつBMI＜18.5，または血清Alb＜3.8g/dlなら「栄養改善」プログラムへ

2/3以上，または口腔内の衛生に問題がみられる場合，もしくは反復唾液嚥下テストで30秒間に2回以下の場合「口腔機能向上」プログラムへ

「閉じこもり予防・支援」プログラムへ

1/3以上なら「認知症予防・支援」プログラムへ

2/5以上なら「うつ予防・支援」プログラムへ

(注) BMI＝体重（kg）÷身長（m）÷身長（m）が18.5未満の場合に該当とする．

図4　基本チェックリスト

者に頻度高くみられる一連の症状・徴候」をさす（図5）．歩行障害・転倒を例にとれば，筋力，バランス能力，視力，関節の状態，骨量，認知機能，気分（うつ），呼吸機能，循環機能など各機能の低下（表1に示す状態）が複合的にかかわって起こる障害である．したがって，老年症候群は原因を特定することがむずかしく，薬物治療につながらないため，多くの場合「歳のせいだから仕方がない」と片づけられる．しかしながら，患者は日常生活に支障があるため次第にQOLやADLが低下する．薬物治療ができないとしても看護や介護を中心とするケアは重要である．同じく歩行障害・転倒を例とすれば，骨粗鬆症や関節局部注射などの薬物治療よりもむしろ転倒予防体操に参加するほうが効果があることが多い．

図5では老年症候群として15項目をあげたが，症状・徴候に関して厳密な定義はない．老年症候群をフレイルの表現型としてとらえることもできる．15項目のなかで摂食嚥下障害・体重減少（消化機能），歩行障害・転倒（運動機能），うつ・認知機能障害（脳機能），頻尿・尿失禁（排尿機能）はとくに重要である．

慢性期ケアにおける老年症候群の意味

加齢にともなって高齢者一人あたりの老年症候群保有数は増加し，85歳では平均8個以上の老年症候群が認められる（**図6**，自験データ）．また，療養病床入院患者の1年後の予後を老年症候群の保有数からみた場合，在宅復帰例に比べて，転院転所した症例では老年症候群の保有数が多く（**図7**，自験データ），とくに介護老人保健施設や介護度の高い療養病床への転床例は在宅復帰例の2倍近かった．すなわち，老年症候群をたくさん保有することは在宅復帰阻害要因であると考えられる．これを裏づけるデータとして，基本的ADL（Barthel index）と老年症候群との関係をみてみると，基本的ADLの低下にともなって老年症候群の保有数は増加し，寝たきりに近い症例では，自立者の約2倍の老年症候群を有することがわかる（**図8**）．

このように，フレイルの進行にともなって老年症候群の保有数は増加し，ADLは低下する（**図3**）．

おわりに

本稿では，フレイルを背景とする高齢者の多病，老年症候群のもつ意味について解説した．高齢者は疾患の評価だけでなく，ADLや老年症候群，日常生活の状態を知ることが重要である．これらは慢性疾患患者の外来診療を行ううえでも必要であるが，急性疾患で

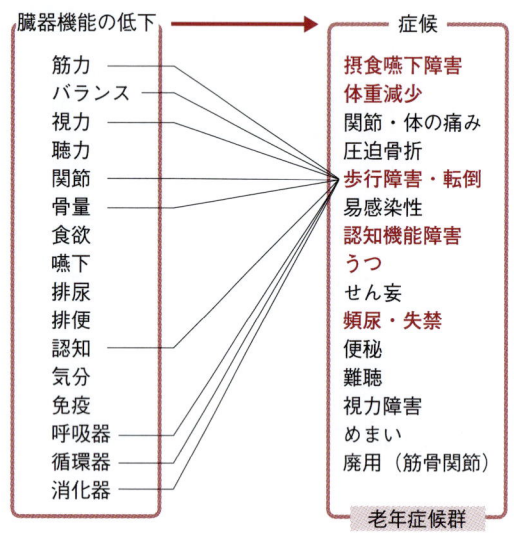

図5　老年症候群
原因が複数かかわるため，それを特定し治療することは困難であるが，放置すると高齢者のQOL，ADLを阻害する症候．介護・ケアが重要となる．

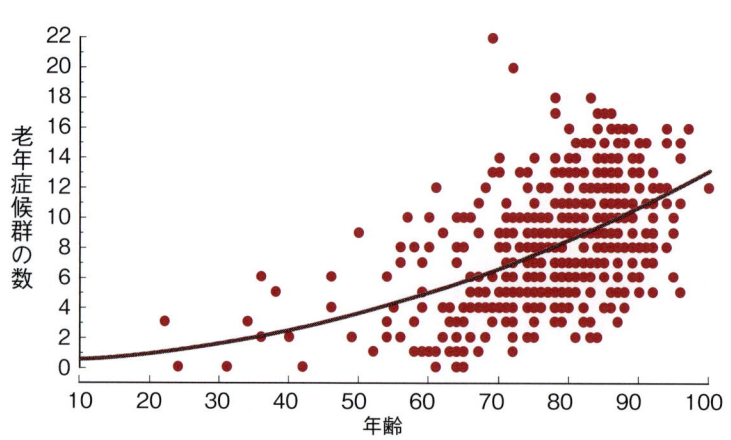

図6　加齢にともなう老年症候群の増加

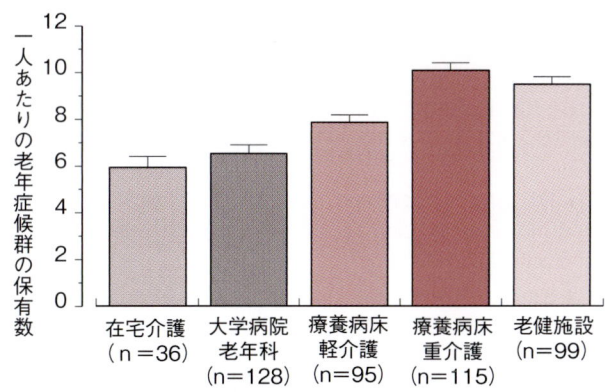

図7　施設別の老年症候群の保有数

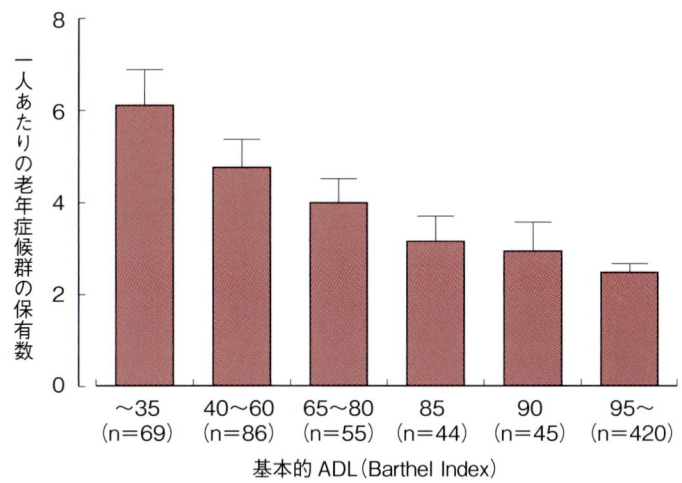

図8　基本的ADLと老年症候群の保有数

入院後，落ち着きつつある時期に行う退院支援でも重要である．上記の多くの情報を入手するのは医師だけの力では困難である．看護師，療法士，栄養士，薬剤師，医療ソーシャルワーカーなど複数の職種が連携し，情報を入手，共有し，これを医療・看護・介護のプランにつなげることが大切である．多職種連携は，フレイルな高齢者を在宅で管理するうえで重要である．

参考文献

1) 葛谷雅文．老年医学におけるSarcopenia & Frailtyの重要性．日老医誌 2009；46：279-285.
2) 犬塚　貴．老化による身体的な変化．Modern Physician 2009；29：1379-1381.
3) 東京都衛生局．高齢者が寝たきり状態になる要因調査報告書―平成8年度．東京都衛生局健康推進部高齢保健課．
4) Lawton MP, Brody EM. Assessment of older people: self-maintaining and instrumental activities of daily living. Gerontologist 1969；9：179-186.
5) Mahoney FI, Barthel DW. Functional evaluation: the Barthel Index. Md State Med J 1965；14：61-65.
6) Rockwood K, Andrew M, Mitnitski A. A comparison of two approaches to measuring frailty in elderly people. J Gerontol A Biol Sci Med Sci 2007；62：738-743.
7) Rolfson DB, Majumdar SR, Tsuyuki RT, et al.

Validity and reliability of the Edmonton Frail Scale. Age Ageing 2006 ; 35 : 526-529.
8) Fried LP, Tangen CM, Walston J, et al. Frailty in older adults : evidence for a phenotype. J Gerontol A Biol Sci Med Sci 2001 ; 56 : M146-156.
9) Shimada H, Makizako H, Doi T, et al. Combined prevalence of frailty and mild cognitive impairment in a population of elderly Japanese people. J Am Med Dir Assoc 2013 ; 14 : 518-524.
10) 遠又靖丈, 寳澤 篤, 大森（松田）芳, ほか：1年間の要介護認定発生に対する基本チェックリストの予測妥当性の検証. 日公衛誌 2011 ; 58 : 3-13.
11) 浜崎優子, 森河裕子, 中村幸志, ほか：介護予防事業対象者選定における生活機能検査の参加状況と要介護状態発生との関連. 日公衛誌 2012 ; 59 : 801-809.

FRATO COLUMN

フレイルとサルコペニア、カヘキシアとの関係

雨海照祥 ——Amagai, Teruyoshi
宮本恵里 ——Miyamoto, Eri

フレイルと低栄養との関係を，低栄養の表現型であるサルコペニア，カヘキシアとの関係で考えてみる．この方法の提案の動機は，2つある．

提案動機の第一は，実際の高齢者の低栄養や病態を大きなカテゴリーで把握する際に，筋肉の障害が一義的なのか（サルコペニア），疾患（炎症）が一義的なのか（カヘキシア），複合的な機能障害が一義的なのか（フレイル），によって栄養サポートの意義の重みが異なる可能性が高いからである．

とくにサルコペニア単独（一次性サルコペニア）やフレイル単独（一次性フレイル；仮称）の場合には，栄養サポートが奏効する可能性がある．

高齢者の栄養関連病態の相関

一方，カヘキシア単独（一次性カヘキシア；仮称）の場合には，病態の首座である原疾患および炎症が鎮静されないかぎり，栄養サポートが逆に炎症を強めてしまう可能性がある．この場合の疾患，炎症の多くは急性疾患である．

提案動機の第二は，判別が容易でないこれら3つの状態，または病態を，概念的に整理する必要性を感じたからである．実際には，これら3つを明確に区別し，7つの部分（図1，表1）に分けることは容易ではないが，ぼんやりとでもどれであるかあたりをつけることで，その後の栄養サポートの進め方の一助になることを願って試みた．

ここでベン図（図2）の7つの部分を大きく2つに分けることができる．すなわち，互いに重ならない3つの部分（図中1, 3, 7）と，その他の2つ以上の部分が重なる4つの部分である．前者を仮に一次性，後者を仮に二次性と呼ぶことにする．

ここでサルコペニアに対しては，この分類はすでにあるので問題はない．しかし他の呼称の要否，妥当性は今後の厳密な検討を必要

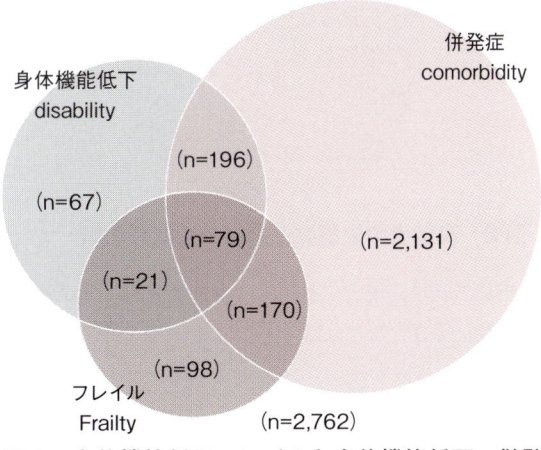

図1 身体機能低下フレイルと身体機能低下，併発症との関係[1]

表1 フレイル，サルコペニア，カヘキシアのベン図の対応表

部分の番号	低栄養の構成要素 フレイル	サルコペニア	カヘキシア	説明	例	判定指標（案） 体重減少	疲労感（食欲低下）	筋肉量	握力	CRP/血清アルブミン	対策における栄養の意義
1	−	＋	−	一次性サルコペニア	加齢によるサルコペニア	＋	−	＋	＋	−	◎
2	−	＋	＋	二次性サルコペニアまたは二次性カヘキシア	疾患の炎症によるサルコペニアかつ身体機能障害によるフレイルをともなわない	＋	−	＋	＋	＋	△
3	−	−	＋	一次性カヘキシア	疾患の炎症のみによるカヘキシア：がん，肝硬変，COPD，CKDなど	＋	−	±	±	＋	△
4	＋	＋	−	一次性サルコペニア＋フレイル	一次性サルコペニア＋Freidの定義の3項目を満たす高齢者	＋	±	＋	＋	−	○
5	＋	＋	＋	三種混合型	低栄養の終末像	＋	±	＋	＋	＋	×
6	＋	−	＋	二次性フレイルまたは二次性カヘキシア	サルコペニアをともなわないフレイル＋カヘキシア（急性期）	±	±	±	±	＋	×
7	＋	−	−	一次性フレイル	フレイルでサルコペニア，カヘキシアをともなわない（疾患による炎症をともなわない）	±	±	±	±	−	◎

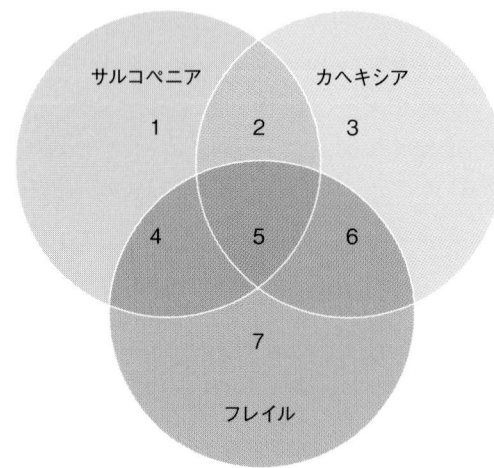

図2 高齢者の栄養関連病態の相関概念図

とする．さらに二次性の場合，どちらの概念を用いるか，たとえば図2の部分4を二次性サルコペニアとするか，二次性フレイルとするかも，いま筆者には明確な解答はない．ただ高齢者をケアする人が，どちらがその高齢者のケアにおいてより重要か，で考えてもよいのかもしれない．

たとえば，ケアにレジスタンス運動を入れるのであれば前者，介護が重視されれば後者でよいかもしれない．

いずれにしても，とくにフレイルとサルコペニアは，フレイル・サイクルにおいても，低栄養がサイクルの重要な部分であり（p12参照），これらの病態と栄養との関連性は強い．

ただし表1の栄養サポートの有効性の有無は，印象であり，今後，厳密な科学的検証が必要である．

参考文献

1) Fried LP, Ferrucci L, Darer J, et al. Untangling the concepts of disability, frailty, and co-morbidity : implications for improved targeting and care. J Gerontol 2004 ; 59 : 255-263.

Part 2

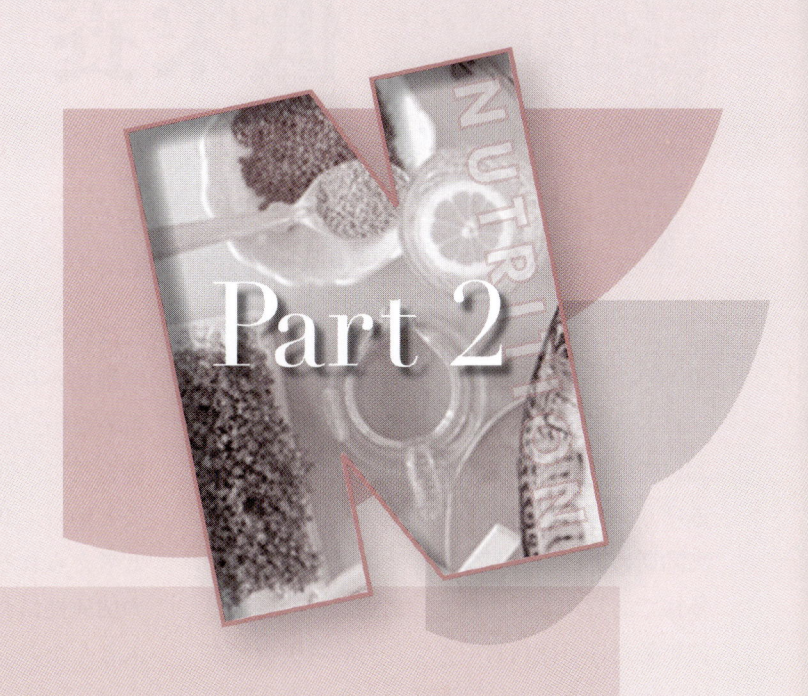

フレイルと栄養

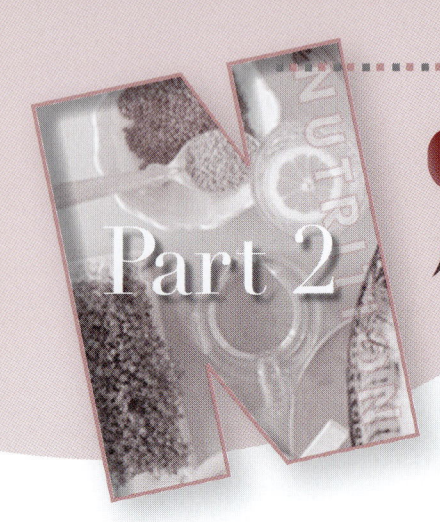

Part 2 フレイルと低栄養

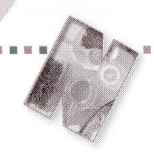

佐竹昭介 — Satake, Shosuke

はじめに

　ヒトは，生まれてから成人にいたる過程においては，通常，一定の時期に一定の発達を遂げ，個体差はほとんどみられない．一方，高齢期の老いの過程では，その経過は非常に多様である．このために，高齢期の経過は単に年齢だけでは判断できず，高齢者医療における治療のあり方には戸惑いをともなうことが多い．このような多様性に対する一つの視点として，フレイル（虚弱）という指標が提案された．フレイルとは，「身体を支えている恒常性維持機構の低下のために，些細なストレスから健康障害や要介護状態，あるいは死亡などの転帰にいたる危険性の高い状態」とされている．この視点で高齢者を評価した場合，年齢とは独立して，フレイルの有無が予後と関連することが報告され[1]，世界中の老年医学者が注目をするようになった．また，フレイルは身体障害にいたる前段階と位置づけられ[2]，この段階での介入の有効性も報告されている[3]．世界中の先進諸国がほぼ高齢社会となり，健康長寿をめざす高齢者医療の実現のために，フレイルという考え方は今や必要不可欠な視点となっている．

　フレイルを具体的にどのような尺度で評価するかについては，まだ国際的な意見の統一にはいたっていない．このため，評価方法は多種類が存在しており，釈然としない感じが否めない．しかしながら，多くのフレイル評価方法に，低栄養関連の指標が含まれていることから，低栄養はフレイルの中核的な病態と考えられる．本稿では，フレイルと低栄養の関連性について概説し，以降の各論への導入としたい．

フレイルにおける低栄養の位置づけ

　フレイルの評価基準として現在もっとも受け入れられている指標は，2001年にFriedらが提唱したCHS（Cardiovascular Health Study）基準である[1]．これは，①体重減少，②倦怠感，③活動性低下，④筋力低下，⑤身体機能低下（歩行速度の低下）の5つのうち3つ以上併せ持つ場合に「フレイルあり」と評価するものである．Friedらは，このような構成要素を「虚弱の表現型（frailty phenotype）」と呼び，どの項目にもまったく該当しない高齢者は「健常」，1つか2つに該当する高齢者は「プレフレイル」と呼んで区別している．

　これらの表現型は，互いに関連して自立障害をもたらすため，Friedらのグループは，フレイル・サイクルという悪循環モデルを提唱し，その進行に注意を喚起している（図

1)[4]．この図にあるように，低栄養は筋肉量減少（原義のサルコペニア）を通して，筋力低下，疲労，安静時基礎代謝の低下などを惹起する．筋力低下は，筋肉機能の低下（歩行速度の低下）や活動性低下を起こし，総エネルギー消費を低下させる．筋力や筋肉機能の低下は，バランス障害や転倒に関連し，身体機能障害や生活機能障害を起こし，要介護状態をまねく．このような一連の経路を通して，フレイルの状態が悪化し健康障害や要介護状態にいたると考えられている．

では，実際にフレイル高齢者には，低栄養が多いであろうか？　高齢者の栄養評価法として世界的に普及している mini nutritional assessment（MNA®）[5] を用いて，フレイルとの関連性を調べた報告がある．Bollwein らは，75歳以上で MMSE（mini mental state examination）が24点以上の地域住民（認知機能障害のない高齢者）206名を対象に，Fried らの CHS 基準評価と，MNA® による栄養状態の関連性を評価した[6]．この報告によれば，フレイルと判定された高齢者の46.9％，プレフレイルの12.2％，健常者の2.2％は，低栄養リスクの状態にあると判定さ

れた．さらに，MNA® の18項目の質問のうち，12項目がフレイルと関連していたことや，MNA® で「低栄養リスクあり」と評価される高齢者の90％が，プレフレイルかフレイルのいずれかの状態であった，という結果を踏まえると，MNA® を用いた評価での「低栄養リスク」は，概ねフレイルを抽出している可能性がある．

われわれも歩行可能な高齢者134名を対象に，MNA® による低栄養評価と血液検査，フレイルの関連性を検証したが，フレイルの状態はアルブミンやコレステロールなどの栄養指標と有意な関連性はなく，低栄養に至る前段階のリスク状態にある者が多かった[7]．そして，プレフレイルに比べ，フレイルではその割合が多くなった（図2）．このような結果から，フレイルには低栄養リスクが潜在していると考えられ，フレイル・サイクルの妥当性が示唆された．

フレイルにかかわる栄養素

イタリアの InCHIANTI Study では，802人の65歳以上の高齢者を対象として，フレイルの有無と栄養摂取状況の関連が横断調査

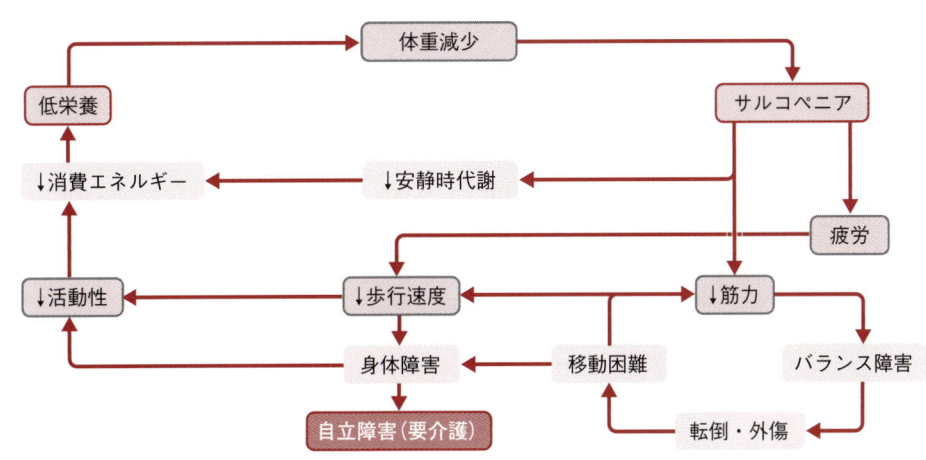

図1　フレイル・サイクル（文献4より）

として解析された[8]．フレイルと関連した栄養素としては，たんぱく質摂取不足以外に，抗酸化ビタミン（ビタミンCやE），ビタミンD，葉酸などが抽出された（表1）．たんぱく質摂取不足は，フレイルのもう一つの中核病態であるサルコペニアの発症や増悪とも関連することが指摘されている．

たんぱく質

低栄養と同様に，フレイルの中核病態として注目されているサルコペニアは，近年，たんぱく質の同化障害（anabolic resistance）が原因の一つとして指摘されている．これまでの研究によれば，筋蛋白合成刺激は加齢にともない鈍くなり，ある一定以上の刺激がないと蛋白合成が活性化しない[9]．この意味において，現在推奨されているたんぱく質の摂取量が，サルコペニアの進行に対して抑制しうる量であるか否かは疑問が投げかけられている[10]．これは，現在の推奨量が大多数の健常者の必要最低限の摂取量であるとされてはいるが，これが健康維持を促進したり，高齢者の筋肉量減少を予防する裏づけは何もないことを，いくつかの研究グループが報告している[10]．実際に，Health ABC Studyにおいて，たんぱく質摂取量が少ないほど将来的な除脂肪体重の減少が大きいことが報告されており（図3）[11]，サルコペニアの増悪を最小限にするためにも，たんぱく質の摂取基準が見直される必要がある．

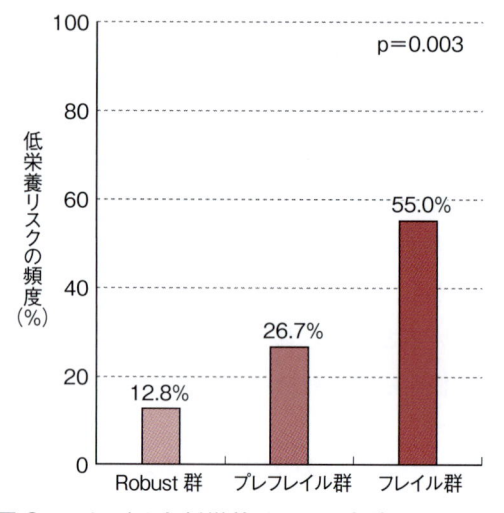

図2 フレイルと低栄養リスクの頻度

表1 摂取不足が虚弱に関連する栄養素

摂取栄養素	エネルギー量調整なし		エネルギー量調整あり	
	OR (95% CI)	p	OR (95% CI)	p
たんぱく質（g/日）	1.75 (1.12-2.73)	0.014	1.98 (1.18-3.31)	0.009
鉄（mg/日）	1.37 (0.87-2.14)	0.174	1.45 (0.85-2.47)	0.171
カルシウム（mg/日）	1.31 (0.83-2.07)	0.242	1.32 (0.81-2.14)	0.266
ビタミンD（μg/日）	2.27 (1.45-3.53)	0.002	2.35 (1.48-3.73)	0.001
ビタミンE（mg/日）	1.96 (1.25-3.07)	0.004	2.06 (1.28-3.33)	0.003
ビタミンA（μg/日）	1.57 (0.99-2.47)	0.053	1.56 (0.99-2.48)	0.057
ビタミンC（mg/日）	2.12 (1.34-3.36)	0.001	2.15 (1.34-3.45)	0.001
葉酸（μg/日）	1.76 (1.12-2.75)	0.014	1.84 (1.14-2.98)	0.013
亜鉛（mg/日）	1.04 (0.64-1.68)	0.887	1.01 (0.61-1.67)	0.969

（年齢，性，教育，経済状態，世帯構成，喫煙状態，疾患数，MMSE，BMI，幸福感，で調整）

（文献8より）

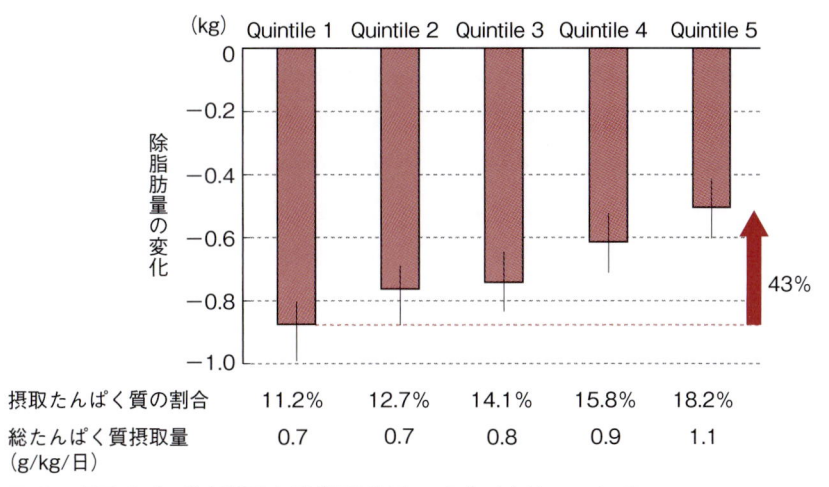

図3 摂取たんぱく質量と除脂肪体重の変化（文献11より）

たんぱく質摂取とフレイルの関連性については，米国の約24,000名の女性を対象とした調査において，摂取エネルギーあたりのたんぱく質摂取比率が高い群ではフレイルの発症率は低く，低い群ではフレイルの発症率が高いことが報告されている[12]．わが国でも約2,000名の高齢女性を対象とした多施設横断研究があるが，この報告では，たんぱく質摂取総量が高いほど，フレイルの発症率は低いと結論づけている[13]．

一方，たんぱく質の摂取配分は，筋蛋白合成を刺激する一定量以上のアミノ酸を，毎食，摂取することが望ましいとされている[10]．たとえば，1日の摂取たんぱく質が60gを目安とした場合，毎食20gを摂取するほうが，頻回に高い血中濃度をもたらすことができ，筋蛋白合成が活性化しやすい．これを裏づける観察研究として，75歳以上の地域在住高齢者194名を対象にした調査があり，フレイル群の高齢者は，1日の摂取たんぱくの割合が朝食で少なく，昼食で多いと報告している[14]．この調査では，たんぱく質摂取量や摂取カロリーあたりのたんぱく質比率は，フレイルとは有意な関連性はみられず，むしろたんぱく質摂取配分のばらつきが，フレイルと関連していることが示された．この結果は，1日の摂取量のみならず，毎食ごとのたんぱく質摂取量にも注意を喚起している．

ビタミンD

ビタミンD受容体は，筋肉細胞や神経細胞など多くの体の細胞に発現している．このことは，ビタミンDが神経と筋肉の協調作用に関与することを示唆するとともに，ビタミンD血中濃度が体幹動揺性と負の相関性を示すこと[15]や，ビタミンD投与による転倒予防効果を裏づけている．また，低ビタミンD血症では筋肉量の減少と関連性があること，とくにⅡ型の筋肉線維が萎縮することが報告をされており[16]，ビタミンDの不足はサルコペニアの発症に関連することが示唆されている．フレイルとビタミンDの関連性についてもいくつかの報告があり，概してビタミンDの不足はフレイルと関連するという報告が多い[17]．

抗酸化物質

InCHIANTI Study において，血中ビタミンEレベルとフレイルの関連性が検討されている[18]．827名の身体障害や認知症のない地域在住高齢者を対象に，血中ビタミンEを測定し，Friedらによるフレイル状態との関連性が解析された．健常からフレイルへの移行とともに，ビタミンEレベルは低下傾向にあり，ビタミンEの濃度が高い群ではフレイルは少なかった．また，血清セレニウム濃度の低値は，筋力低下と関連するという報告[19]や，血清カロテノイドの低下がフレイルと関連する報告もある[20]．

不飽和脂肪酸

英国での2,983名の地域在住高齢者（59～73歳）を対象にした調査では，握力と食事内容の関係についての調査が行われ，脂肪に富む魚の摂取と握力が関連することが見出された[21]．この調査では，年齢や身長に加え出生時体重も変数として解析されているが，これらとは独立して脂肪の豊富な魚の摂取が相関したと報告している．魚にはビタミンDも多く含まれるが，ビタミンDの推定摂取量よりも，魚油の摂取量がはるかに大きな影響を与えており，この報告の著者らは，ω3不飽和脂肪酸の抗炎症作用が筋肉機能に影響した可能性を推論している．

近年，このω3系不飽和脂肪酸の筋肉蛋白合成に与える影響が研究され，サルコペニアの予防・治療手段として注目を浴びている．Smithらは，65歳以上の健常高齢者を対象に，1日4gのサプリメント（1.86gのEPAと1.5gのDHAを含む）を8週間摂取させた群と，同量のコーンオイルを同期間摂取させた群に分け，高アミノ酸高インスリンクランプ法により，筋肉蛋白合成速度を評価した[22]．コーンオイルを摂取した群では，基礎状態およびクランプによる刺激状態とも，8週間の介入前後で筋肉蛋白合成速度に差はみられなかったが，ω3系不飽和脂肪酸を摂取した群では，基礎状態では介入前後で変わりはなかったが，クランプによるアミノ酸とインスリン刺激が加わった場合に，介入後では有意な筋肉蛋白合成速度の増加が観察された．この研究では，ω3系不飽和脂肪酸の介入群でmTOR蛋白のリン酸化が増加していることも報告されており，ω3系不飽和脂肪酸の投与が，mTOR蛋白経路に働いて蛋白合成が増加したことが示された．

フレイルと食事摂取パターン

食事摂取のパターンから「栄養摂取の質」を評価する方法として，Dietary Quality Index（DQI）という評価方法がある．これは，国際間の栄養摂取の質を比較する方法として提唱された．この改訂版DQIを用いて，フレイルとの関連性を調査した報告がある[23]．改訂版DQIでは，①脂肪からのエネルギー摂取率，②飽和脂肪からのエネルギー摂取率，③食事のコレステロール，④果物，⑤野菜，⑥穀物，⑦カルシウム摂取，⑧鉄分の摂取，⑨食事の多様性，⑩食事節度の10項目をそれぞれ0～10点で計算し，得点が高いほど栄養摂取の質が高いと評価される．5,925名の地域在住の男性高齢者を対象にした調査では，初回評価時のDQI得点と将来（平均4.6年後）のフレイル発症率は，負の相関が認められた．この調査では，たんぱく質摂取量は将来の死亡率と負の相関があると解析されたが，フレイルの発症率との関連性は有意差には至らなかった．この研究では，個々の栄養素摂取とフレイル発症率の関連性

は認められなかったが，栄養摂取のバランス（質）がよいとフレイルの発症率が低いことが見出された．同様に，地中海食ピラミッドに近い摂取パターンを評価する地中海食スコアでは，そのスコアが高い群ではフレイルの危険が低いことも報告されている[24]．このように，近年は食事摂取パターンがフレイルと関連することも注目されている．

フレイルと腸内細菌叢

近年，腸内細菌叢の状態と加齢にともなう慢性炎症やフレイルとの関連性が注目されている．腸内細菌は宿主と共存をしており，宿主の健康状態によりその生態系が変化する．口腔内環境の変化や便秘，身体活動状況など，加齢によるさまざまな身体変化は，腸内細菌叢への影響を通して宿主の免疫系を変化させうる（図4）[25]．van Tongerenらは，フレイル評価と腸内細菌叢の関連性を調査し，フレイル状態にあるほど，腸内の善玉菌である乳酸桿菌やバクテロイデス属・プレボテラ属などの腸内細菌が減少し，悪玉菌であるエンテロバクテリア科細菌が多くなることを報告した[26]．恒常性維持機構の低下するフレイルの状態では，腸内細菌叢の生態系に変化が生じ，健康障害に拍車をかける可能性が指摘されている．プロバイオティクスやプレバイオティクスによる介入が，このような状況を改善しうるか否かについては，今後の研究結果を待つ必要がある．

おわりに

フレイルは，低栄養リスクが潜在した状態と考えられ，栄養学的な介入や指導が必要である．フレイルと栄養に関するこれまでの報告から推察されることは，筋肉量を維持する

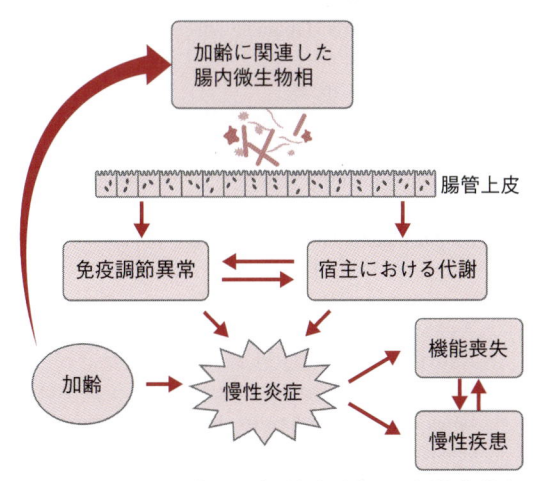

図4　加齢に関連した慢性炎症と腸内微生物相
（文献25より）

ように働く栄養素のとり方が重要であることと，慢性炎症を抑制する栄養素のとり方に留意すること，ということである．近年の報告では，たんぱく質をはじめとする栄養素の摂取量のみではなく，摂取のバランスや吸収にかかわる腸内環境までも関連する可能性が指摘されている．栄養摂取は，生命を支える営みであるが，その内容が老いの下り坂を修飾することが，科学的に明らかにされてきている．健康長寿を実現するために，さらなる科学的なエビデンスが蓄積され，有効な対応策が確立されていくことを望んでいる．

参考文献

1) Fried LP, Tangen CM, Walston J, et al. Frailty in older adults：evidence for a phenotype. J Gerontol A Biol Sci Med Sci 2001；56（3）：M146-156.
2) Vellas B, Balardy L, Gillette-Guyonnet S, et al. Looking for frailty in community-dwelling older persons：the Gerontopole Frailty Screening Tool (GFST). J Nutr Health Aging 2013；17（7）：629-631.
3) Kim HK, Suzuki T, Saito K, et al. Effects of exercise and amino acid supplementation on body composition and physical function in community-

dwelling elderly Japanese sarcopenic women : a randomized controlled trial. J Am Geriatr Soc 2012 ; 60 (1) : 16-23.
4) Xue QL, Bandeen-Roche K, Varadhan R, et al. Initial manifestations of frailty criteria and the development of frailty phenotype in the Women's Health and Aging Study II. J Gerontol A Biol Sci Med Sci 2008 ; 63 (9) : 984-990.
5) Guigoz Y, Vellas B, Garry PJ. Assessing the nutritional status of the elderly : The Mini Nutritional Assessment as part of the geriatric evaluation. Nutr Rev 1996 ; 54 (1 Pt 2) : S59-65.
6) Bollwein J, Volkert D, Diekmann R, et al. Nutritional status according to the mini nutritional assessment (MNA(R)) and frailty in community dwelling older persons : a close relationship. J Nutr Health Aging 2013 ; 17 (4) : 351-356.
7) 佐竹昭介, 洪英在, 三浦久幸, ほか. 外来通院高齢者の虚弱と栄養状態. The Journal of Japanese Society for Parenteral and Enteral Nutrition 2014 ; 29 (1) : 402.
8) Bartali B, Frongillo EA, Bandinelli S, et al. Low nutrient intake is an essential component of frailty in older persons. J Gerontol A Biol Sci Med Sci 2006 ; 61 (6) : 589-593.
9) Rasmussen BB, Volpi E. Muscle biology and mTORC1 signaling in aging. Sarcopenia 1st ed. Cruz-Jentoft AJ, Morley JE, editors. West Sussex : Wiley-Blackwell ; 2012.
10) Paddon-Jones D, van Loon L. Nutritional approaches to treating sarcopenia. Sarcopenia 1st ed. Cruz-Jentoft AJ, Morley JE, editors. West Sussex : Wiley-Blackwell ; 2012.
11) Houston DK, Nicklas BJ, Ding J, et al. Dietary protein intake is associated with lean mass change in older, community-dwelling adults : the Health, Aging, and Body Composition (Health ABC) Study. Am J Clin Nutr 2008 ; 87 (1) : 150-155.
12) Beasley JM, LaCroix AZ, Neuhouser ML, et al. Protein intake and incident frailty in the Women's Health Initiative observational study. J Am Geriatr Soc 2010 ; 58 (6) : 1063-1071.
13) Kobayashi S, Asakura K, Suga H, et al. High protein intake is associated with low prevalence of frailty among old Japanese women : a multicenter cross-sectional study. Nutr J 2013 ; 12 : 164.
14) Bollwein J, Diekmann R, Kaiser MJ, et al. Distribution but not amount of protein intake is associated with frailty : a cross-sectional investigation in the region of Nurnberg. Nutr J 2013 ; 12 (1) : 109.
15) Pfeifer M, Begerow B, Minne HW, et al. Vitamin D status, trunk muscle strength, body sway, falls, and fractures among 237 postmenopausal women with osteoporosis. Exp Clin Endocrinol Diabetes 2001 ; 109 (2) : 87-92.
16) Ziambaras K, Dagogo-Jack S. Reversible muscle weakness in patients with vitamin D deficiency. West J Med 1997 ; 167 (6) : 435-439.
17) Wong YY, McCaul KA, Yeap BB, et al. Low vitamin D status is an independent predictor of increased frailty and all-cause mortality in older men : the Health in Men Study. J Clin Endocrinol Metab 2013 ; 98 (9) : 3821-3828.
18) Ble A, Cherubini A, Volpato S, et al. Lower plasma vitamin E levels are associated with the frailty syndrome : the InCHIANTI study. J Gerontol A Biol Sci Med Sci 2006 ; 61 (3) : 278-283.
19) Beck J, Ferrucci L, Sun K, et al. Low serum selenium concentrations are associated with poor grip strength among older women living in the community. Biofactors 2007 ; 29 (1) : 37-44.
20) Semba RD, Bartali B, Zhou J, et al. Low serum micronutrient concentrations predict frailty among older women living in the community. J Gerontol A Biol Sci Med Sci 2006 ; 61 (6) : 594-599.
21) Robinson SM, Jameson KA, Batelaan SF, et al. Diet and its relationship with grip strength in community-dwelling older men and women : the Hertfordshire cohort study. J Am Geriatr Soc 2008 ; 56 (1) : 84-90.
22) Smith GI, Atherton P, Reeds DN, et al. Dietary omega-3 fatty acid supplementation increases the rate of muscle protein synthesis in older adults : a randomized controlled trial. Am J Clin Nutr 2011 ; 93 (2) : 402-412.
23) Shikany JM, Barrett-Connor E, Ensrud KE, et al. Macronutrients, Diet Quality, and Frailty in Older Men. J Gerontol A Biol Sci Med Sci 2013 Dec 4.
24) Bollwein J, Diekmann R, Kaiser MJ, et al. Dietary quality is related to frailty in community-dwelling older adults. J Gerontol A Biol Sci Med Sci 2013 ; 68 (4) : 483-489.
25) Rehman T. Role of the gut microbiota in age-related chronic inflammation. Endocr Metab Immune Disord Drug Targets 2012 ; 12 (4) : 361-367.
26) van Tongeren SP, Slaets JP, Harmsen HJ, et al. Fecal microbiota composition and frailty. Appl Environ Microbiol 2005 ; 71 (10) : 6438-6442.

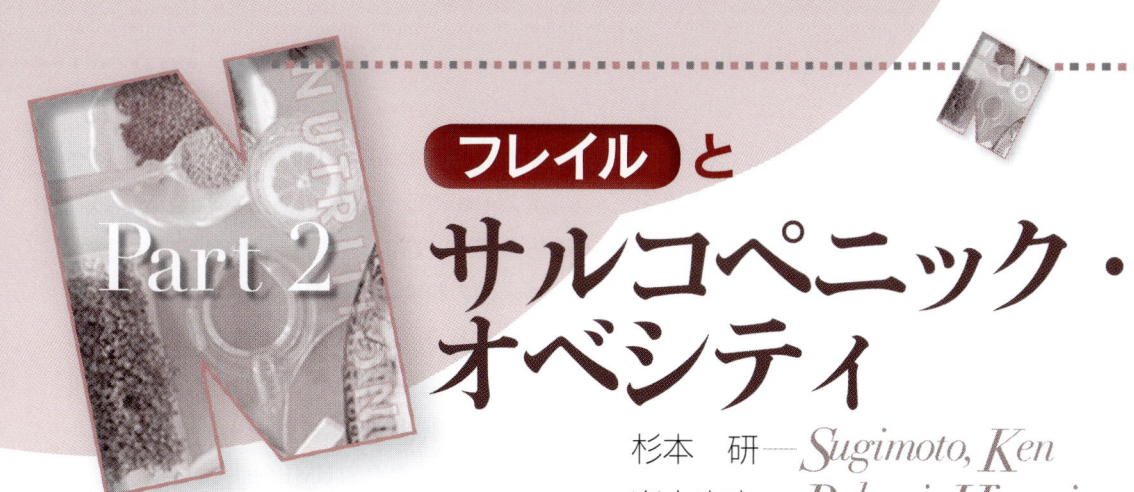

Part 2 フレイルと サルコペニック・オベシティ

杉本　研 — Sugimoto, Ken
楽木宏実 — Rakugi, Hiromi

はじめに

フレイル（frailty）は日本語では「虚弱」と訳される，老年医学におけるトピックである．虚弱は，「身体機能を支える恒常性維持機能の低下により，ストレスに抗う力が低下し，健康障害に対する脆弱性が高まった状態」と概念的に定義されている．Fried らの CHS（Cardiovascular Health Study 基準）では，体重減少（1年間で 4.5 kg 以上），易疲労性，活動性の低下，移動能力（歩行速度）の低下，筋力（握力）低下が項目としてあげられており，このうち3項目以上が該当すれば虚弱，2項目以下は虚弱前状態と判定する．最近注目されている加齢性筋肉減弱症（サルコペニア）は，歩行速度の低下や筋力低下と関連しており，フレイルの構成成分の一つである．この基準からすると，フレイルは低栄養をベースに生じるものと考えるのが自然であるが，体重減少以外の項目，とくに筋力低下に着目すれば，過栄養，すなわち肥満と筋力低下が共存する病態であるサルコペニック・オベシティ（sarcopenic obesity）も考慮する必要がある．サルコペニック・オベシティは，サルコペニアによる易転倒性，易要介護移行性と，肥満による心血管病発症のリスクの高さから，非常に予後のわるい病態であると考えられている．

本稿では，フレイルと過栄養について，サルコペニック・オベシティに着目し，その意義について考察する．

高齢者の肥満，メタボリックシンドローム，糖尿病

わが国における糖尿病，肥満は依然増加傾向にあるが，高齢者でとくに増加していることが注目される．60歳以上の高齢者のメタボリックシンドロームの有病率は，男性では約2～3割，女性では約1～2割であり，とくに女性では高齢者において若年よりも高い有病率であることが知られている．中高年者におけるメタボリックシンドローム診断の意義は，心血管病予防であることは議論の余地はないが，高齢者ではメタボリックシンドロームの存在は明らかなリスクではなく，死亡リスクとも関連しないという報告もある．その理由として，高齢者の体組成の変化，すなわち筋肉が減少し，腹部肥満が増加することに加え，高齢者の心血管病発症予防のための血圧や血糖コントロール目標が中高年者より高めに設定されていることなどから，メタボリックシンドロームと判定される割合が高齢者では必然的に増加することが考えられる．その一方で，肥満高齢者の ADL や身体

機能は非肥満者に比べわるいことが知られている．その背景にはフレイルの存在が考えられ，なかでもサルコペニアと肥満が同時に存在する，サルコペニア肥満を考慮する必要がある．

サルコペニック・オベシティの頻度と身体機能との関係

サルコペニアについては他項で詳細が述べられているため，該当項を参照されたい．DXA法により測定した四肢の筋肉量を身長の2乗で除したrelative skeletal muscle index（RSMI）の5分位の下2分位をサルコペニアと定義し，肥満を体脂肪率の5分位の上2分位と定義すると，欧米の高齢者を対象とした検討[1]では，サルコペニック・オベシティの頻度は男性で9.6％，女性で7.4％，わが国の高齢糖尿病患者を対象とした検討[2]では，全体で16.7％と，約10～15％であることがわかる．

CTによる内臓脂肪面積と大腿筋断面積を用い，正常，筋量のみ低下のサルコペニア群，内臓脂肪のみ多い肥満群，両方満たすサルコペニック・オベシティ群の4群と姿勢不安定性を検討したわが国の検討[3]では，サルコペニック・オベシティで，重心動揺検査における総軌跡長の有意な延長，片脚立ち時間が30秒未満の頻度の有意な増加がみられた（図1）．

また，真田ら[4]が推奨する推定式によるskeletal muscle index（SMI）の中央値以下または膝伸展筋力/体重の中央値以下をサルコペニアと定義し，BMIの中央値以上またはウエスト周囲径の中央値以上を肥満と定義すると，65歳以上の入院患者を対象としたわれわれの検討におけるサルコペニック・オベシティの頻度は，SMIとBMIによる定義では男性2.5％，女性6.7％，SMIとウエスト周囲径による定義では男性13.6％，女性13.3％であり，筋力とBMIによる定義では男性で22.2％，女性27.8％，筋力とウエスト周囲径による定義では男性28.4％，女性30.0％であった．既報の頻度からすると，筋量とウエスト周囲径による定義が適していると考えられる．しかし，筋力とウエスト周囲径により定義したサルコペニック・オベシティ群では，筋力低下のみまたはウエスト周囲径のみ大きい群と比較し，身体機能（片脚立ち時間や10m歩行速度）や転倒既往が多

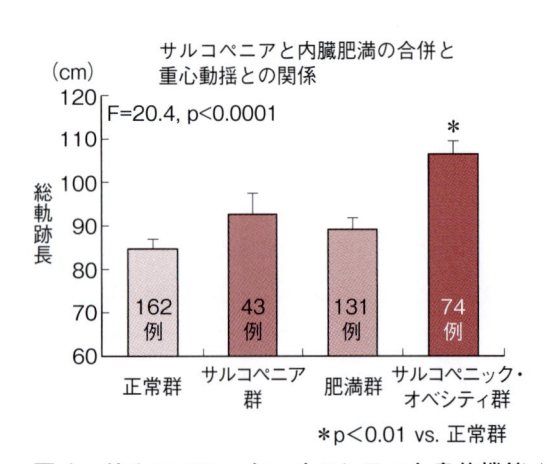

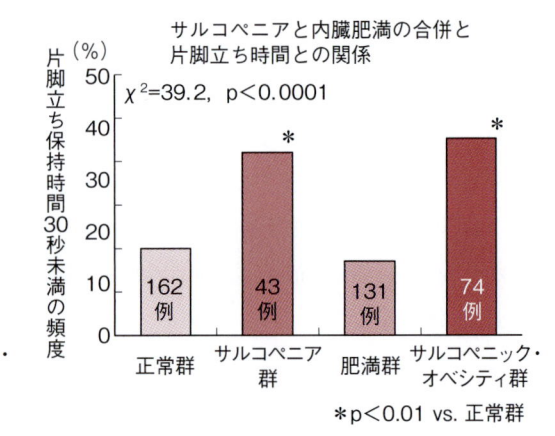

図1 サルコペニック・オベシティと身体機能（文献3より，一部改変）

い結果であり，より臨床的意義が高いと考えられる．

最近は，サルコペニアを筋量のみで定義するより，筋量低下かつ筋力低下または身体能力の低下，と定義するほうが標準となりつつあり，また肥満では筋内脂肪蓄積などの問題から，DXA法やBIA法による筋量測定が正確さを欠く可能性もあり，筋機能のほうが予後を反映しやすいと考えられる．このことを踏まえ，既報とわれわれの検討から考察すると，高齢者において肥満と筋量または筋力低下が同時に存在することは，それぞれ単独よりも強く身体機能やADL低下に影響することがわかる．

サルコペニック・オベシティの成因と機序

一般のサルコペニアとサルコペニック・オベシティと共通する成因として，インスリン抵抗性（臓器低栄養を含む），慢性炎症などがある．これらが互いに影響しあい，筋蛋白分解が合成を上回ることにより筋量が減少する．肥満にともなう活動性の低下は筋量，筋力低下を誘導し，さらに肥満を助長するという悪循環が形成される．

70〜79歳を対象に，筋量と筋力の変化を3年間追跡した検討[5]において，糖尿病患者（平均BMI 29.0kg/m²）では，非糖尿病患者（平均BMI 27.1kg/m²）と比較し，DXA法による四肢筋量，膝伸展筋力の3年間の低下が有意に大きかった．この結果は年齢，性別，体格，身体活動度，合併疾患，炎症性サイトカイン濃度（IL-6，TNF-α）で補正後も有意であった．対象の多くが肥満であることを考慮すると，糖尿病がサルコペニック・オベシティを促進する因子であること，その背景にインスリン抵抗性の関与していることが示唆される（表1）．実際，糖尿病患者（男性平均BMI 25.5 kg/m²，女性平均BMI 27.8kg/m²）の筋力体重比がHOMA-Rと相関することが報告されている[6]．また，荒木らの検討では，サルコペニック・オベシティ者では，サルコペニアのない肥満者と比較しインスリン分泌能が低く，HOMA-Rはサルコペニアの有無にかかわらず肥満者で高値であることが示されている[2]．肥満や2型糖尿病患者で

表1 高齢2型糖尿病における筋力低下（非糖尿病との比較）

	糖尿病なし			糖尿病あり			p値
	ベース	3年後	変化	ベース	3年後	変化	
n	1,535			305			
膝伸展筋力							
最大トルク (Nm)	109.1±0.7	96.8±0.7	−12.4±0.5	111.3±1.5	94.8±1.5	−16.5±1.2	0.001
脚除脂肪量 (kg)	7.52±0.03	7.29±0.03	−0.23±0.01	7.96±0.07	7.66±0.07	−0.29±0.03	0.035
筋力/体重(Nm/kg)	14.4±0.1	13.2±0.1	−1.2±0.1	14.0±0.2	12.4±0.2	−1.6±0.2	0.034
握力							
最大握力 (kg)	36.2±0.2	31.3±0.2	−1.3±0.1	32.1±0.4	30.8±0.4	−1.3±0.3	0.964
腕除脂肪量 (kg)	2.75±0.01	2.70±0.01	−0.06±0.01	2.92±0.03	2.83±0.03	−0.08±0.01	0.025
握力/体重(kg/kg)	12.0±0.1	11.8±0.1	−0.2±0.1	11.2±0.1	11.0±0.1	−0.2±0.1	0.757

は，骨格筋内脂肪蓄積（intramyocellular lipid；IMCL）がみられ，インスリン抵抗性の惹起に関連すること，また筋内に蓄積した終末糖化産物（advanced glycation end products；AGE）が筋力低下やミトコンドリア機能低下に関連すること[7]が報告されており，これらが糖尿病または肥満における筋量，筋力低下の一因であると考えられる．

また炎症については，65歳以上を対象としたInCHIANTI研究では，肥満と握力低下で定義したサルコペニック・オベシティ者の血清CRP，IL-6，可溶性IL-6受容体が高値であることが報告されている[8]．図2[9]に示すように，骨格筋への加齢による影響に加え，脂肪細胞または炎症性細胞由来サイトカインが骨格筋に作用することで筋量や筋力の減少が誘導されると考えられている．一般に，慢性持続性炎症は骨格筋に対して負に作用するが，運動により骨格筋から産生されるサイトカイン（マイオカイン）は，骨格筋に対してオートクリン的に筋肥大やインスリン抵抗性改善作用などを，パラクリン的に骨形成や膵β細胞からのインスリン分泌，血管内皮機能改善作用などを示すことが知られている．その一つにIL-6があるが，これまでの報告においてフレイルとIL-6との間に一定の関連性がみられていない一因であるとも考えられ，今後の検討が期待される．

サルコペニック・オベシティと予後

サルコペニアはADL低下や転倒といった身体機能低下の危険因子であるが，肥満も高齢では同様に身体機能低下の危険因子である．一方，肥満は心血管病発症のリスク因子であることから，両者が併存するサルコペニック・オベシティは，身体機能のみならず心血管病発症のリスクも高いと考えられる．米国のNew Mexico Elder Health Surveyでは，サルコペニック・オベシティは対照と比較し転倒や要介護状態を生じやすく，そのリ

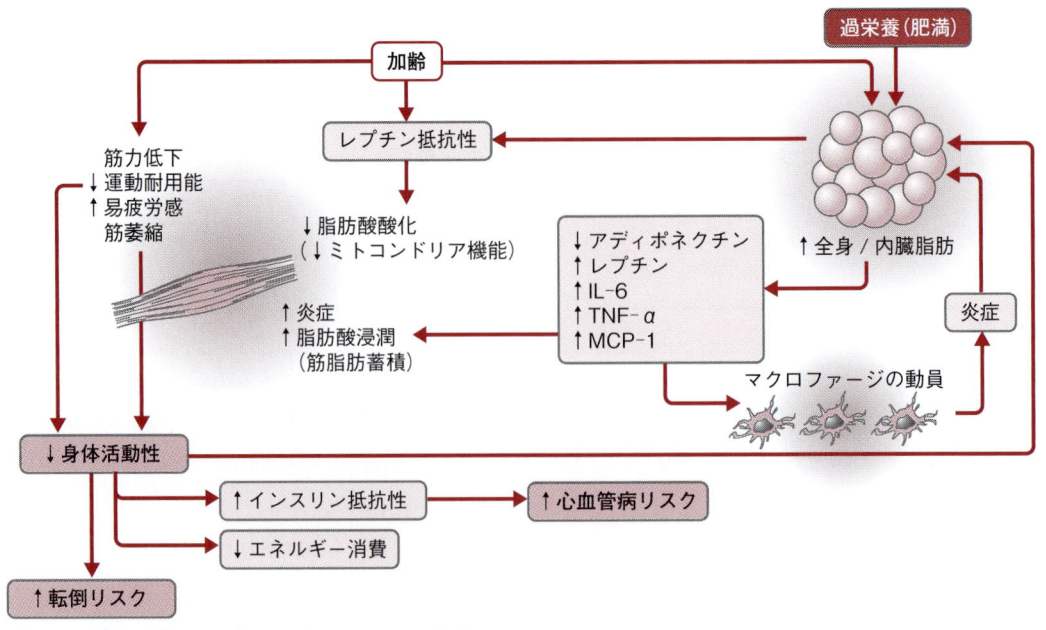

図2 加齢，過栄養が身体活動に及ぼす影響（文献9より，一部改変）

フレイルとサルコペニック・オベシティ

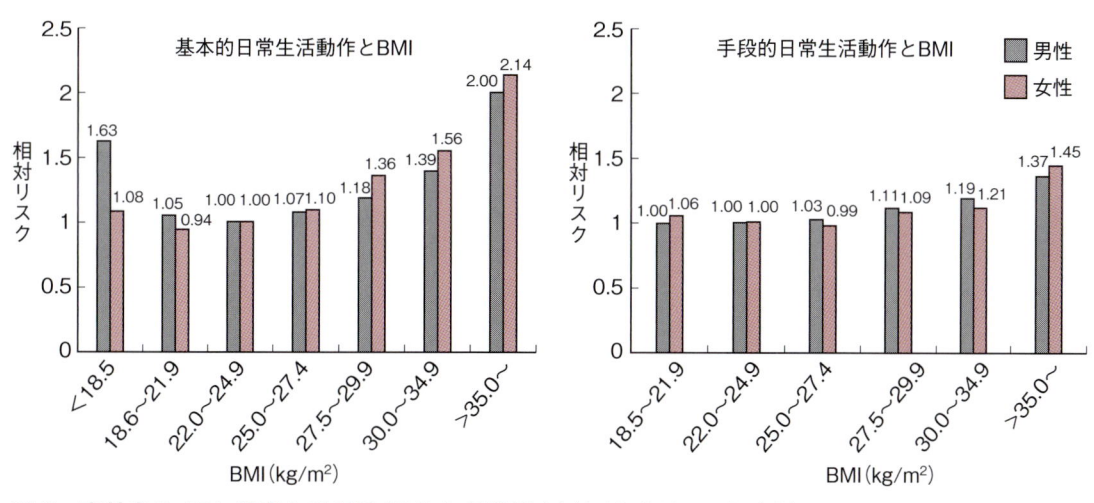

図3 高齢者のADL障害と登録時BMIとの関係（文献12より，一部改変）

スクは単なる肥満やサルコペニアより高かったことが示されている[10]．また前述のIn CHIANTI研究で，筋量によるサルコペニアの有無と歩行速度低下の有無による死亡への影響をBMI別に検討したところ，筋量ではなく歩行速度低下が独立した死亡予知因子として抽出され，サルコペニック・オベシティにおいても同様であった[11]．さらに，ベースラインで心血管病の既往のない65歳以上の高齢者を対象とし，8年間追跡した検討では，筋量，筋力で定義したサルコペニアとウエスト周囲径で定義したサルコペニア肥満は，たんなる肥満やサルコペニアと比較し，心血管病発症リスクが高かったことが示された（23％増加）[12]．このようにサルコペニック・オベシティは，たんなる肥満やサルコペニアと比べて予後不良であるため，早期に双方の合併を評価し，それぞれの予防，対策を講じることが求められる．

フレイルにおける過栄養の意義

高齢者の要介護に至る原因として脳血管障害がそのトップを占めているが，ここ数年は減少傾向であり，認知症や転倒・骨折，衰弱といったフレイルを構成する要素により要介護状態に陥るケースが多くなっている．ADL障害とBMIとの関連について，65歳以上の20,000例を超える高齢者の2年間の追跡調査では，基本的日常生活動作の悪化はBMI 22.0〜24.9 kg/m² でもっともリスクが少なく，それより低値でも高値でもリスクが上昇する，いわゆるU-shapeを呈した．一方，手段的日常生活動作は同じくBMI 22.0〜24.9 kg/m² でもっともリスクが少ないものの，BMIの増加のみでリスクの上昇を示した（図3）[13]．要介護状態に大きく影響するADL低下が，「やせ」のみならずBMIの増加によっても生じることは，高齢者における体組成の変化からBMIの上昇はすなわち脂肪量の増加にほかならないことを考えると，サルコペニック・オベシティがその背景にあるといっても過言ではない．

高齢者を対象とした運動介入研究のうち，食事療法の有無を検討した18のランダム化

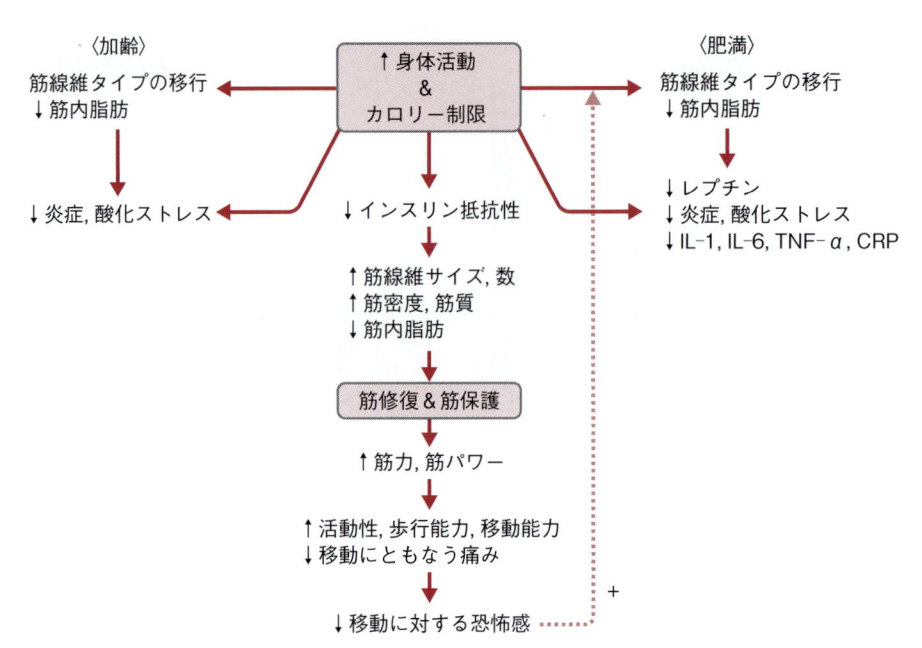

```
〈加齢〉                    ↑身体活動                    〈肥満〉
筋線維タイプの移行  ←────  &  ────→  筋線維タイプの移行
↓筋内脂肪                カロリー制限                  ↓筋内脂肪
                            │
                            │                          ↓レプチン
↓炎症, 酸化ストレス ←── ↓インスリン抵抗性 ──→  ↓炎症, 酸化ストレス
                            │                          ↓IL-1, IL-6, TNF-α, CRP
                            ↓
                        ↑筋線維サイズ, 数
                        ↑筋密度, 筋質
                        ↓筋内脂肪
                            ↓
                        筋修復 & 筋保護
                            ↓
                        ↑筋力, 筋パワー
                            ↓
                        ↑活動性, 歩行能力, 移動能力
                        ↓移動にともなう痛み
                            ↓
                        ↓移動に対する恐怖感
```

図4　サルコペニック・オベシティに対する運動療法 (文献13より, 一部改変)

比較試験のレビュー[14]では, 週2〜3回の有酸素運動と筋力増強運動（レジスタンストレーニング）と, カロリー制限（−750 kcal/日）を同時に一定期間行う（3〜18カ月間）と, 運動やカロリー制限のみの介入を行うより, 身体機能がより改善し, 筋量, 筋力減少が抑制されたとしている. 身体活動とカロリー制限によって, 筋量の増加とともにインスリン抵抗性の改善や筋内脂肪の減少がみられ, 活動性が増加することから移動に対する恐怖がなくなり, さらなる肥満解消につながるという好循環が形成される（図4）ため, 運動療法とカロリー制限を同時に行うことは, 過栄養状態にあるフレイル（虚弱）高齢者に対して有用であると考えられる.

おわりに

以上, フレイルと過栄養の関係について, とくにサルコペニック・オベシティに着目し, その頻度, 成因, 予後, 介入などについて述べた. フレイルの基準に体重減少という「やせ」の項目が含まれているため, 一見フレイルと過栄養は無縁なものと思われがちである. しかし, 超高齢社会とともに肥満高齢者が増加している現在, 過栄養であるのにADLや身体機能が低下しているサルコペニック・オベシティがさらに増加することは必至である. 現在はまだサルコペニック・オベシティに対する統一した見解がないため, 今後さらなる研究の蓄積と介入方法の確立とともに, フレイルと過栄養が共存するという, 高齢者特有の病態に対する理解と普及が必要である.

参考文献

1) Davison KK, Ford ES, Cogswell ME, et al. Percentage of body fat and body mass index are associated with mobility limitations in people aged 70 and older from NHANES III. J Am Geriatr Soc 2002 ; 50 : 1802-1809.
2) 荒木 厚, 周 赫英, 森 聖二郎. Sarcopenic Obesity ─代謝からみたサルコペニアの意義─. 日老医誌

2012 ; 49 : 210-213.
3) Ochi M, Tabara Y, Kido T, et al. Quadriceps sarcopenia and visceral obesity are risk factors for postural instability in the middle-aged to elderly population. Geriatr Gerontol Int 2010 ; 10 : 233-243.
4) 真田樹義, 宮地元彦, 山元健太, ほか. 日本人成人男女を対象としたサルコペニア簡易評価法の開発. 体力科学 2010 ; 59 : 291-302.
5) Park SW, Goodpaster BH, Strotmeyer ES, et al. Accelerated loss of skeletal muscle strength in older adults with type 2 diabetes : the health, aging, and body composition study. Diabetes Care 2007 ; 30 : 1507-1512.
6) Castaneda C, Layne JE, Munoz-Orians L, et al. A randomized controlled trial of resistance exercise training to improve glycemic control in older adults with type 2 diabetes. Diabetes Care 2002 ; 25 : 2335-2341.
7) Snow LM, Fugere NA, Thompson LV. Advanced glycation end-product accumulation and associated protein modification in type II skeletal muscle with aging. J Gerontol A Biol Sci Med Sci 2007 ; 62 : 1204-1210.
8) Schrager MA, Metter EJ, Simonsick E, et al. Sarcopenic obesity and inflammation in the InCHIANTI study. J Appl Physiol 2007 ; 102 : 919-925.
9) Zamboni M, Mazzali G, Fantin F, et al. Sarcopenic obesity : a new category of obesity in the elderly. NMCD 2008 ; 18 : 388-395.
10) Baumgartner RN. Body composition in healthy aging. Ann N Y Acad Sci 2000 ; 904 : 437-448.
11) Cesari M, Pahor M, Lauretani F, et al. Skeletal muscle and mortality results from the InCHIANTI Study. J Gerontol A Biol Sci Med Sci 2009 ; 64 : 377-384.
12) Stephen WC, Janssen I. Sarcopenic-obesity and cardiovascular disease risk in the elderly. J Nutr Health Aging 2009 ; 13 : 460-466.
13) Wee CC, Huskey KW, Ngo LH, et al. Obesity, race, and risk for death or functional decline among Medicare beneficiaries : a cohort study. Ann Intern Med 2011 ; 154 : 645-655.
14) Vincent HK, Raiser SN, Vincent KR. The aging musculoskeletal system and obesity-related considerations with exercise. Ageing Res Rev 2012 ; 11 : 361-373.

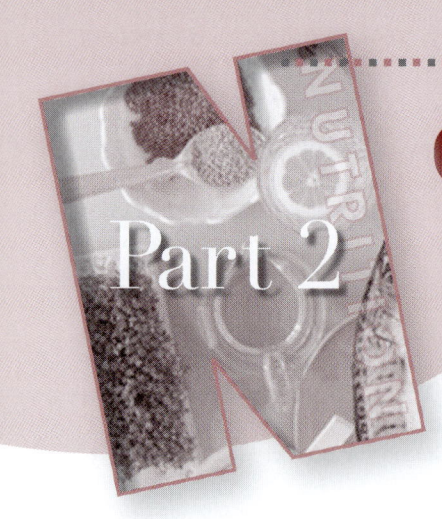

Part 2 フレイル栄養学
たんぱく質

雨海照祥 — *Amagai, Teruyoshi*
鉾立容子 — *Hokotachi, Youko*

　フレイルをFRAILと英語表記し，その頭文字をつなぎ合わせたのが，Morleyらが作成した「FRAILスケール」である（表1）[1]．この表で示したFRAILスケールは，FRAILの各アルファベットそれぞれがFreidが提唱した操作的定義（p3図1参照）で定義した5項目のフレイルの構成要素と対応している．

　ただし，このFRAILスケールとFreidの定義との対応づけは，筆者があえて試みたものである．この対応表において，FRAILスケールのR；Resistanceを筋力低下ではなく移動速度の低下，また同様にFRAILスケールのI；IllnessをFreidの筋力低下としても矛盾しない．

高齢者における摂取たんぱく質の蛋白同化反応の減弱

　健康生体において，摂取経路を問わず，経口，経腸，静脈ルートを介して生体内に摂取されたたんぱく質によって，骨格筋を構成する蛋白質を合成する同化反応が促進され，同時に異化が抑制されることが知られている[2]．

　蛋白同化および異化反応の分子・遺伝子レベルには，mTOR（mammalian／mechanistic target of rapamycin）を介した経路が関与していることが明らかになっている（図1）[3]．

　この経路は加齢の影響を受ける[4]．すなわち蛋白，とくに骨格筋蛋白の同化は抑制され，異化は増強する．その詳細なメカニズムはいまだ十分には明らかではない[3]．これら加齢による摂取たんぱく質による体蛋白の，

表1　FRAILスケール

FRAILスケール		対応するFreidの定義	例
F	Fatigue	疲労感，移動速度の低下 slowness	貧血（鉄・B_{12}欠乏性），内分泌疾患（糖尿病など），睡眠障害，服薬多数，うつ
R	Resistance	筋力低下 weakness	階段昇降の困難さ，anabolic resistance
A	Aerobic	活動性の低下	1ブロック歩く
I	Illness	移動速度の低下 slowness 疲労感	疲労感の原因（上記）と共通
L	Loss of weight	体重減少	

（文献1より）

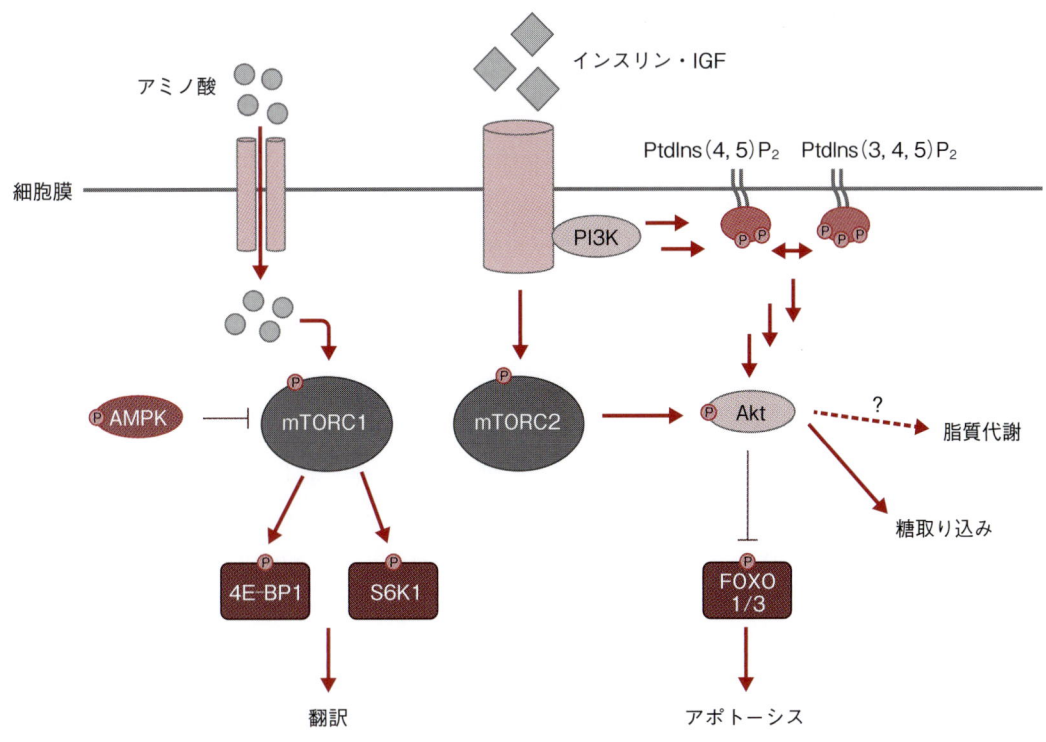

図1 たんぱく質摂取による生体内の蛋白同化および異化反応の分子・遺伝子レベルのシェーマ

(文献3より)

とくに同化応答反応の減弱に注目し，加齢による骨格筋蛋白の同化抑制反応は"同化抵抗性"(anabolic resistance)と呼ばれる[3,5]．

この体蛋白，とくに骨格筋の同化抵抗性により，高齢者のサルコペニアとフレイルの発症を説明できる．

フレイルと摂取たんぱく質との関係

高齢者のフレイル発症に，摂取栄養素のうち，とくにたんぱく質との関連性が，加齢による同化抵抗性により説明可能であることが明らかとなった．そこで，この摂取たんぱく質とフレイルとの関連性の検討結果から，摂取たんぱく質の量および質の依存性があるのかを検証する．

摂取たんぱく質の量

フレイルの発症と，たんぱく質の量が関連するか．もし関連するとすれば，量依存性，すなわち相関性があるか，正の相関か，負の相関を示すか，あるいはある閾値が存在し，その閾値の前後でフレイルの応答の確率，すなわちフレイルの発症率が線形以外の，たとえばたんぱく質と酵素の応答反応速度のようなシグモイドカーブを描くのか，について検証する．

1) フレイル発症率は摂取たんぱく質の量に依存するか

a．たんぱく質少量で蛋白同化反応はあるか

Katsnosらは，必須アミノ酸摂取量として6.7g/日を若年者と高齢者の2群で投与し，その前後での下肢の骨格筋を生検し，骨格筋中のアミノ酸動態を2群間で比較した．その結果，アミノ酸の骨格筋内でのアミノ酸出納は，高齢者群で有意に低かった[6]．

この観察結果から，高齢者は必須アミノ酸6.7g/日という少量では，蛋白合成（同化）が促進されないことがわかる．すなわち蛋白同化反応に必要な摂取たんぱく質は少量では惹起されず，容量依存性である可能性が示唆された．

b. **たんぱく質摂取量とフレイルに関連性はあるか**

イタリアのInCHIANTI研究[7]，アメリカのWHI-OS研究（the Women's Health Initiative Observational Study）[8]，日本の三世代研究[10]のいずれもが，対象群を摂取たんぱく質量で4分位（Q1-Q4）ないし5分位（Q1-Q5）に分類し，フレイルのオッズ比などを検討している．その結果，**表2**に示すようにいずれも摂取たんぱく質がもっとも少ない群でのフレイルの発症率がもっとも高かった．

すなわち4ないし5分位で摂取たんぱく質を分類し，摂取たんぱく質がもっとも少ない群でフレイルの発症率が高かった．したがって，たんぱく質摂取量とフレイルとの間に関連性はあるといえる．

ただしこれは，必ずしも摂取たんぱく質が多いほどフレイルの発症率が低くなる，という線形相関を意味するわけではない．

c. **高たんぱく食はフレイルの蛋白同化を誘導するか**

(1) 観察研究

Health ABCコホート研究ではDXAによる体組成の変化を3年間追跡し，対象の摂取たんぱく質を5分位（Q1-Q5）し，5群でのlean mass（LM）の減少率との関連性を検討した．

その結果，四肢のLM（aLM）の減少率（%）はQ1（摂取たんぱく質0.7g/kg/日）に比して Q5（同，1.1g/kg/日）で有意に少なかった（39%少ない，$p < 0.01$）（**表2**)[12]．

(2) 介入研究

Chevallierらは，フレイル高齢者の女性8名に通常食（たんぱく質 0.87 ± 0.03 g/kg）9日後，高たんぱく食（同，1.23 ± 0.02 g/kg）を12日間摂取し，尿中の尿素窒素，クレアチニンを連日測定し，窒素出納を計測した．

その結果，高たんぱく食によりフレイル女性の蛋白同化，異化ともに亢進し，さらに窒素出納も高まった（0.21 ± 0.04 vs. 0.26 ± 0.04 g/kg，$p < 0.05$）（**表2**)[13]．この介入結果は，高たんぱく食がフレイルの蛋白同化，出納ともに亢進させることを示している．

さらに（1）の観察研究と摂取たんぱく質量を比較してみると，骨格筋量が減少した観察研究（1）の摂取たんぱく質が1.1g/kg/日であったのに対し，骨格筋量が増加した介入研究（2）では1.2g/kg/日であった．これらの比較より，摂取たんぱく質量が1.1g/kg/日ではフレイル高齢者の骨格筋量を増やすには足りず，1.2g/kg/日必要であることを示唆している可能性がある．

ただし，とくに介入研究を行った研究（2）では，観察期間が21日間と短期間であり，対象者数も8例と少ない．

したがって高たんぱく食のフレイル高齢者への介入研究の効果判定には，今後のこれらの限界を解決した研究が必要である．

2) **"蛋白同化の閾値"の上昇の結果としての同化抵抗性**

体蛋白の同化，異化，出納に対して，摂取たんぱく質が影響することをみてきた．そこで，高齢者，とくにフレイル高齢者の成因の重要なメカニズムと考えられる同化抵抗性を

表2 摂取たんぱく質とフレイルとの研究の比較

研究	対象	対象数	摂取たんぱく質の質の算出方法	アミノ酸量の算出方法	たんぱく質摂取量が最少群の摂取量	対象群の分類	結果	文献
1. InCHIANTI研究	イタリア人、65歳以上、コミュニティ在住者	1,017	EPIC質問票 (European Prospective Investigation into Cancer and Nutrition)			摂取たんぱく質の4分位(第1階級を摂取不足と定義)	たんぱく質不足群でフレイルの調整オッズ比が1.98 (p＝0.009)	7
2. WHI-OS研究	アメリカ人、前方視的コホート研究の参加者、65歳以上	24,417	WHI FFQ (Food Frequency Questionnaire)	FAO/WHO/UNU/EC[9]	12.4％E (Q1) vs. 16.0％E (Q5)	摂取たんぱく質の5分位	20％摂取たんぱく質が増えるとフレイルのリスク12％低下	8
3. 三世代研究	日本人、65歳以上、女性	2,108	BDHQ (Brief-type self-dministered diet history questionnaire)	Sugaらの方法[11]	≦62.9g/日 (Q1) vs. ≧84.3g/日 (Q5)	摂取たんぱく質の5分位	摂取たんぱく質による5分位でQ1に対するQ5のフレイルのオッズ比＝0.66 (p＝0.001)	10
4. Health ABC研究	アメリカ人、ABC前方視的コホート研究の参加者、70～79歳	3,075	FFQ (Block Dietary Data System, Berkley, CA)		0.7g/kg/日 (Q1) vs. 1.1g/kg/日 (Q5)	摂取たんぱく質の5分位	四肢のLean mass (aLM) の3年間の減少率がQ1に比しQ5で少ない (39％少ない、p＜0.01)	12
5. フレイルへの高たんぱく食の介入研究	カナダ、65歳以上、フレイル女性、ボランティア	8	普通食9日のあと、高たんぱく食を12日間				高たんぱく食で蛋白の同化、窒素出納が上昇	13

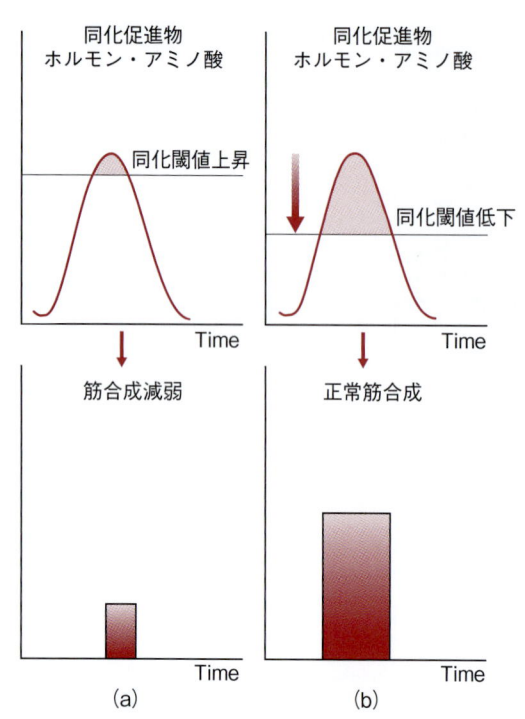

図2 蛋白動態における蛋白同化の閾値[14]
山型は蛋白動態，山型を横切る横線は閾値．閾値の上の山型の面積（色つき部分）は蛋白同化量，閾値の下の山型の面積（白い部分）が異化蛋白量を表す．(a)フレイル高齢者―蛋白同化の閾値が上がり，"同化抵抗性"を示す．(b)"Pulse feeding"により，閾値が低下し，同化する蛋白質が増える．

理解するために，**図2**に模式的に示す．この図の横軸は蛋白動態が経過する時間軸，縦軸は骨格筋の蛋白動態を表す[14]．

この図で，図中山型で示された蛋白動態を水平に横切る直線が蛋白同化の閾値である．この閾値の高さが骨格筋の同化の蛋白質の量を決定する．

すなわち，この閾値の上（図中，色つき部分）の面積が同化・合成された蛋白質の量であり，閾値の下（図中，白い部分）の面積が異化された蛋白質の量である．

フレイル高齢者の蛋白の同化抵抗性は，この図中において蛋白同化の閾値の上昇として示される．すなわちフレイルは同化の閾値上昇であり，閾値上昇には炎症が関与するとされる[14]．

3）蛋白同化の閾値を下げる栄養サポート

蛋白同化の閾値をなんらかの方法で下げることができれば，蛋白同化量を増やすことができ，フレイルが予防または治療できる可能性がある．

a. 摂取たんぱく質の増量

フレイルを改善するための栄養サポートとして，摂取たんぱく質を増やすことはすでに証明された．では，摂取たんぱく質の増量が，この閾値を下げることで，蛋白同化量を増やしているのか．詳細は不明である．

しかし，摂取たんぱく質の総量それ自身が，閾値を下げるスイッチを押すというよりも，たんぱく質の総量が増えることにより，次に示す閾値を下げる機能をもっている可能性のあるアミノ酸の量が増えるのかもしれない．

b. ロイシンの蛋白同化作用

ロイシン投与による，全身の蛋白同化作用[15]，さらに骨格筋生検による分子レベルにおけるロイシンの効果，すなわちmTORと，その下流にあるp70^{S6K}，4E-BP1がいずれも活性が有意に上昇していることが観察された（**表3**）[16]．

さらに若年者との比較においても，炭水化物単独に比して，ホエイとロイシンを同時に摂取することで，蛋白合成率（FSR）および窒素バランスの正転化が観察された．さらにこれらロイシンの影響は，若年者と有意差を認めなかった（**表3**）[17]．

したがって，蛋白同化の閾値を下げる有力な候補はロイシンであり，そのメカニズムとして，ヒト研究によって蛋白合成遺伝子の翻訳刺激因子であるmTORやその下流の因子

表3 フレイルにおけるロイシンの効果研究の比較

	対象	対象数	投与ロイシン量	ロイシン投与時間	効果	文献
1	70歳,ボランティア,男性	20	0.4g/kg	300分間でロイシン食を持続的に摂取	✔ ロイシン投与は全身の蛋白動態に影響しない ✔ ロイシン投与は骨格筋内の蛋白合成速度(FS)を亢進させる($p<0.05$)	15
2	68歳,健康なボランティア	8(男性5,女性3)	12g/日(4g/食,3食/日)	14日間連続	✔ ロイシンにより骨格筋中のmTOR,$p70^{S6K}$,4E-BP1が上昇 ✔ 15日目,ロイシン摂取(20,40分後)による血清インスリン上昇が有意に減弱した($p<0.05$)	16
3	75歳,男性ボランティア	8(対照群:20歳,男性,8例)	0.24g/kg(0.04g/kg/時×6時間)	360分間	✔ ロイシンをホエイと一緒に摂取することで,窒素出納は若年者と有意差なし ✔ 炭水化物のみとの比較で,ロイシンとホエイ食により有意に蛋白合成率(FSR)が上昇($p<0.01$)	17
4	67歳,健康	11(男性7,女性4)(若年者,平均30歳,8名)	1.72g(必須アミノ酸として6.7g)	1回摂取	✔ 若年者に比して,摂取3.5時間で低下率が高い ✔ 若年者に比して,摂取3.5時間での窒素出納が低い($p=0.01$)	6

を賦活化している可能性が,強く示唆された.すなわちフレイル高齢者におけるロイシンの効果と,その分子レベルでの蛋白同化機序が明らかにされた.

ただし投与されたロイシンをみると0.2〜0.4g/kgであり,これはKoopmanらの論文[17](対象の体重は70kg)での1人あたりのロイシン投与量は14〜28g/日となる.また14日間連続で投与したCaspersonらの研究[16]も,投与ロイシン量は12g/日であり,平均体重が76kgであるから,投与ロイシンは0.15g/kgとなる.したがって,これら**表3の3本の研究は,投与ロイシン量が,0.15〜0.4g/kg(12〜28g/日)**であることがわかる.

このロイシンの量は,「日本人の食事摂取基準 2015年版」[18]における18歳以上の成人のアミノ酸の1日必要量として呈示されている0.039g/kgの4倍以上と多い.

したがって,ロイシン単独であれば容認される可能性があるが,ロイシンを通常量含む高たんぱく質としては過剰量となる危険性がある.

また必須アミノ酸として6.7g(ロイシン1.72g含有)と,**表3**の3本の研究に比して比較的少量のアミノ酸投与の3.5時間で若年者よりも有意にアミノ酸の消失速度が速い観察結果がある[6](**表3**).この結果は,ロイシンが1.72gと比較的少量では有効でないことを示している.

したがってフレイル高齢者への治療目的で,これらの研究で用いられたロイシン量が,少量すぎては効果がなく,また逆に0.15〜0.4g/kgの多量を中・長期使用することの妥当性,安全性を確認する検証が必要と考える.

c. 高齢者のたんぱく摂取量の上限

高たんぱく食のフレイルへの効果が確認され，臨床的に高たんぱく食を用いる場合，軽度腎障害の高齢女性が1.3g/kg/日を11年間摂取した場合，eGFRが7.72mL/分/1.73m²だけ低下したという[19]．

これらを念頭におき，フレイルに対する高たんぱく食の上限は，1.3g/kg/日を上回らない量，たとえば1.2〜1.25g/kg/日が妥当である可能性がある．ただし今後の臨床における十分な検証を必要とする．

4) たんぱく質1日投与配分法 パルス法 vs. 均等法

1日3食の3回の食事に含まれるたんぱく質は1日投与の1回配分に差をつけて投与する方法（仮に"パルス法"とする）と，等分にする方法（仮に"均等法"とする）とで，差があるのか．もしこの2つの方法に差があるとすれば，どちらがフレイルの治療に有効か．

健康な高齢者を28日間にわたり，パルス法と均等法で表4のようにたんぱく質を投与したフランスでの研究結果では，パルス法でのみ，有意に筋肉量が増え，窒素出納も多かった（表4）[20]．このパルス法の蛋白同化亢進効果は，図2において閾値を下げる効果があるのか，あるいは図3(c)に示すような，ロイシンなどの閾値低下に有効な組成の血中濃度が高い時間が延びるためか，2つの可能性が考えられる（図3）．

一方，ドイツの75歳以上の新聞，クリニックまたはリハビリセンターで集められた高齢者を対象にした横断研究で，フレイル群で3回のたんぱく質の摂取量の変動幅（変動係数 coefficient of variation）が大きかった（表4）[21]．

表4 たんぱく質の配分法 パルス法 vs. 均等法

	配分法	対象	対象数	研究期間	投与たんぱく質（%）				結果		文献
					8時	12時	16時	20時	FFM変化	窒素出納	
1	パルス法 vs. 均等法	68歳, 健康	8	28日間	6.8 ± 0.6	79.3 ± 0.3	0	13.8 ± 0.4	0.10 ± 0.11	54 ± 7	20
			7		21.5 ± 0.5	31.2 ± 0.5	19.1 ± 0.5	28.3 ± 0.5	−0.33 ± 0.10	27 ± 6	

	配分法	対象	対象数	研究期間	摂取たんぱく質（%）				1日たんぱく質摂取量		結果	文献
					朝	昼	夕		g/日	g/kg/日		
2	フレイル分類での3群	75歳以上		横断研究							たんぱく質摂取の変動係数がフレイル群で有意に高い	21
				p	0.012	0.041	0.944		0.12	0.68		
	非フレイル (N) 群	82歳 (76〜91)	85	新聞, クリニック, リハビリセンターで集められた食事摂取量に影響する疾患はない	17.4 (2.8〜47.4)	55.3 (16.9〜79.9)	24.3 (0.2〜39.2)		77.4 (39.0〜113.4)	1.06 (0.63〜1.75)		
	プレフレイル (P) 群	84歳 (76〜94)	79		14.9 (0.0〜43.1)	60.8 (0.0〜83.0)	25.4 (0.4〜70.5)		78.3 (38.5〜131.5)	1.09 (0.58〜2.27)		
	フレイル (F) 群	86歳 (75〜96)	30		11.9 (0.0〜29.8)	61.4 (31.6〜84.5)	23.6 (7.3〜55.4)		74.1 (44.3〜117.9)	1.07 (0.58〜2.00)		

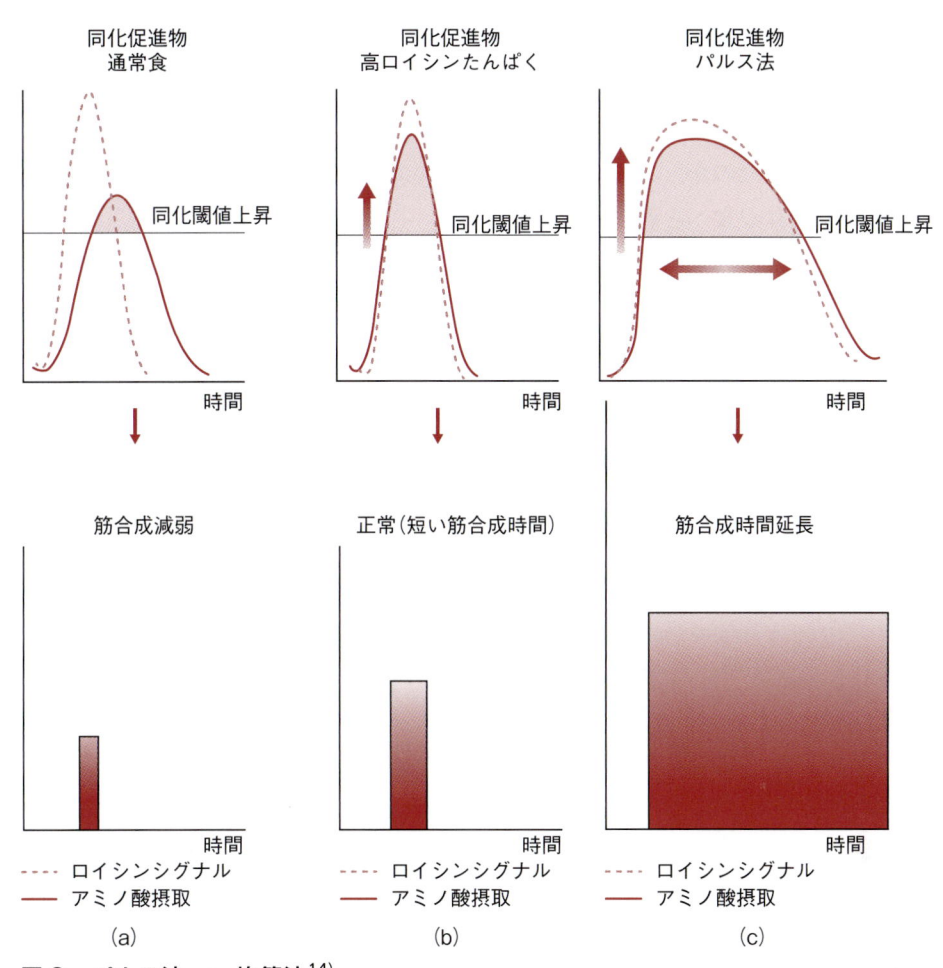

図3 パルス法 vs. 均等法[14]

右で同化蛋白量を増大させうる方法として，いずれもたんぱく質の分割方式の違いによって，閾値低下に有効な物質（例：ロイシン）の血中濃度を高く長時間維持できる方法がフレイルの予防，治療に期待される．

すなわちフレイル判定で分類された3群において，1日摂取たんぱく質の量には差がなかった．しかしフレイル高齢者において，朝のたんぱく摂取量が少なく，昼が多い．さらに3回の摂取たんぱく質の量のばらつきが大きかった．

すなわち1日3回の食事の際に，たんぱく質の量を均等に振り分けたほうがフレイルの発症率が低い．**図3(a)** では，均等法がより閾値低下に有効な物質，たとえばロイシンなどの血中濃度が安定して高いとも考えられる．

いずれも研究が正しい結果を示すのか，現在のところ不明である．

しかしこの2つのたんぱく質の量の分割方法の研究のいずれにも，臨床的に限界がある．すなわち，パルス法の有効性を示したフランスの研究は縦断研究であるものの，その追跡期間が28日と十分でなく，その後の体組成，とくに骨格筋量の変動へのパルス法の影響が明らかでない．

一方，ドイツの研究では，フレイル群におけるフレイルと発症と，1日の間でのたんぱ

く質摂取量のバラツキとの間での因果関係の有無が，横断研究であるため明らかにされていない．すなわちパルス法に似た摂取方法のためにフレイルになったのか，あるいはフレイルであるために朝食が食べられない状態なのか，もし後者であれば因果の逆転が起こってしまう．

パルス法と均等法との間に，フレイルの発症率やその重症度に対する影響と因果関係を明らかにするには，中長期にわたるコホート研究が必要であり，いまだ結論は不明である．

まとめ

1. 摂取たんぱく質により，体蛋白質の合成が刺激される．これには，mTORなど遺伝子の転写がアミノ酸により亢進する回路が明らかとなっている．
2. 摂取たんぱく質による同化反応は，たんぱく質が6.7g/日ほどの少量では起こらない．
3. 摂取たんぱく質が少量の群において，有意にフレイルが多い．
4. 蛋白同化反応には，摂取するたんぱく質の量の閾値があり，同化抵抗性を示すフレイルではこの閾値が上昇している可能性がある．
5. ロイシンは同化を亢進させる効果が期待される．
6. 一方，1日のたんぱく質の量の分割方法として，1回に大量のたんぱく質を摂取するパルス法と，均等に分割する均等法では，いずれがフレイル予防と治療に有効かは，いまだ結論は出ていない．

参考文献

1) Morley JE, von Haehling S, Anker SD, et al. From sarcopenia to frailty：a road less travelled. J Cachexia Sarcopenia Muscle 2014；5（1）：5-8.
2) Bolster DR, Jefferson LS, Kimball SR. Regulation of protein synthesis associated with skeletal muscle hypertrophy bu insulin-, amino acid- and exercise-induced signaling. Proc Nutr Soc 2004；63：351-356.
3) Haran PH, Rivas DA, Fielding RA, et al. Role and potential mechanisms of anabolic resistance in sarcopenia. J Cachexia Sarcopenia Muscle 2012；3：157-162.
4) Volpi E, Mittendorfer B, Rasmussen BB, et al. The response of muscle protein anabolism to combined hyperaminoacidemia and glucose-induced jhyperinsulinemia is impaired in the elderly. J Clin Endocrinol Metab 2000；85：4481-4490.
5) Cuthbertson D, Smith K, Babraj J, et al. Anabolic signaling deficits underlie amino acid resistance of wasting, aging muscle FASEB J 2005；19：422-424.
6) Katsnos CS, Kobayashi H, Sheffield-Moore M, et al. Aging is associated with diminished accretion of muscle proteins after the ingestion of a small bolus of essential amino acids. Am J Clin Nutr 2005；82：1065-1073.
7) Bartali B, Frongillo EA, Bandinelli S, et al. Low nutrient intake is an essential component of frailty in older persons. J Gerontrol A Biol Sci Med Sci 2006；61：589-593.
8) Beasley JM, LaCroix AZ, Neuhouser ML, et al. Protein intake and incident frailty in the Women's Health Initiative Observational Study. J Am Geriatr Soc 2010；58：1063-1071.
9) World Health Organization. Protein and amino acid requirements in human nutrition：Report of a FAO / WHO / UNU consultation. WHO Press；2007. P150 WHO Technical Report Series.
10) Kobayashi S, Asakura K, Suga H, et al. High protein intake is associated with low prevalence of frailty among old Japanese women：a multicenter cross-sectional study. Nutr J 2013；12：164.
11) Suga H, Murakami K, Sasaki S. Development of an amino acid composition detabase and estimation of amino acid intake in Japanese adults. Asia Pac J Clin Nutr 2013；22：188-199.
12) Houston DK, Nicklas BJ, Ding J, et al. Dietary protein intake is associated with lean mass change in older, community-dwelling adults：the Health, Aging, and Body Composition（Health ABC）Study. Am J Clin Nutr 2008；87：150-155.
13) Chevallier S, Gougeon R, Nayer K, et al. Frailty

amplifies the effects of aging on protein metabolism : role of protein intake. Am J Clin Nutr 2003 ; 78 : 422-429.
14) Dardevet D, Rémond D, Peyron MA, et al. Muscle wasting resistance of muscle anabolism : The "anabolic threshold concept" for adapted nutritional strategies during sarcopenia. ScientificWorldJournal. 2012 ; 2012 : 269531.
15) Rieu I, Balage M, Sornet C, et al. Leucine supplementation improves muscle protein synthesis in elderly men independently of hyperaminoacidemia. J Physiol 2006 ; 575 : 305-315.
16) Casperson SL, Sheffield-Moore M, Hewlings SJ, et al. Leucine supplementation chronically improve muscle protein synthesis in olde adults consuming the RDA for protein. Clin Nutr 2012 ; 31 : 512-519.
17) Koopman R, Verdijk L, Manders RJ, et al. Co-ingestion of protein and leucine stimulates muscle protein synthesis rates to the same extent in young and elderly lean men. Am J Clin Nutr 2006 ; 84 : 623-632.
18) 厚生労働省：日本人の食事摂取基準（2015年版）. downloaded from http：//www.mhlw.go.jp/file/05-Shingikai-10901000-Kenkoukyoku-Soumuka/0000042626.pdf.Accessed on 22.Apr.2014
19) Knight EL, Stampfer MJ, Hankinson SE, et al. The impact of protein intake on renal function decline oin women with normal renal function or mild renal insufficiency. Ann Intern Med 2003 ; 138 : 460-467.
20) Arnal MA, Misoni L, Boirie Y, et al. Protein pulse feeding improves protein retention in older women. Am J Clin Nutr 1999 ; 69 : 1202-1208.
21) Bollwein J, Diekmann R, Kaiser MJ, et al. Distribution but not amount of protein intake is associated with frailty : a cross-sectional investigation in the region of Nurnberg. Nutr J 2013 ; 12 : 109.

要因の一つは食物からの摂取不足であろうが，もう一つは皮膚における紫外線によるビタミンDの産生が加齢とともに減少してくることが想定される．

ビタミンDと運動機能

血清ビタミンDレベルの低下と筋肉量減少との関連が報告され[2]，高度のビタミンD欠乏状態におけるミオパシーが報告されていることからも[3]，ビタミンDと筋肉との関連が示唆される．ビタミンDが筋肉に与える影響の機序についてはいまだ不明の部分が多いが，筋肉細胞における蛋白質合成やカルシウムイオンの細胞膜通過を促進させることが報告されている[4]．また，ビタミンD不足の影響は筋肉線維のなかでも2型の委縮に優位に認められることも観察されている[5]．さらに大腿骨近位部骨折症例における筋組織を解析した報告でも，ビタミンD欠乏群では筋線維萎縮が認められている[6]．

Suzukiらは地域住民における血中ビタミンDと運動機能との関連を検討し，血中ビタミンD濃度が低い群で，開眼片脚起立時間，握力，歩行速度が低いことを示した（図3）[7]．また，奥野らは血清ビタミンD濃度と自立の指標との関連を検討し，複数の指標においてビタミンD不足がそれらの低下に関連することを示した[8]．

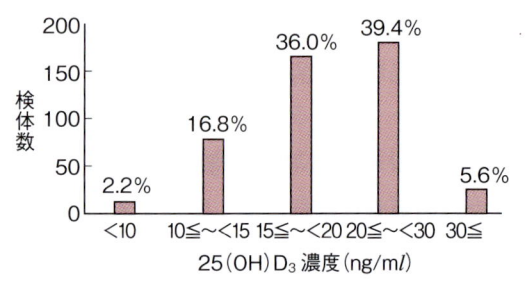

図2　中高年女性のビタミンD血中濃度
（骨粗鬆症小事典23より）
原典は　岡野登志夫ら Osteoporosis Jpn 2004；12：76-79.

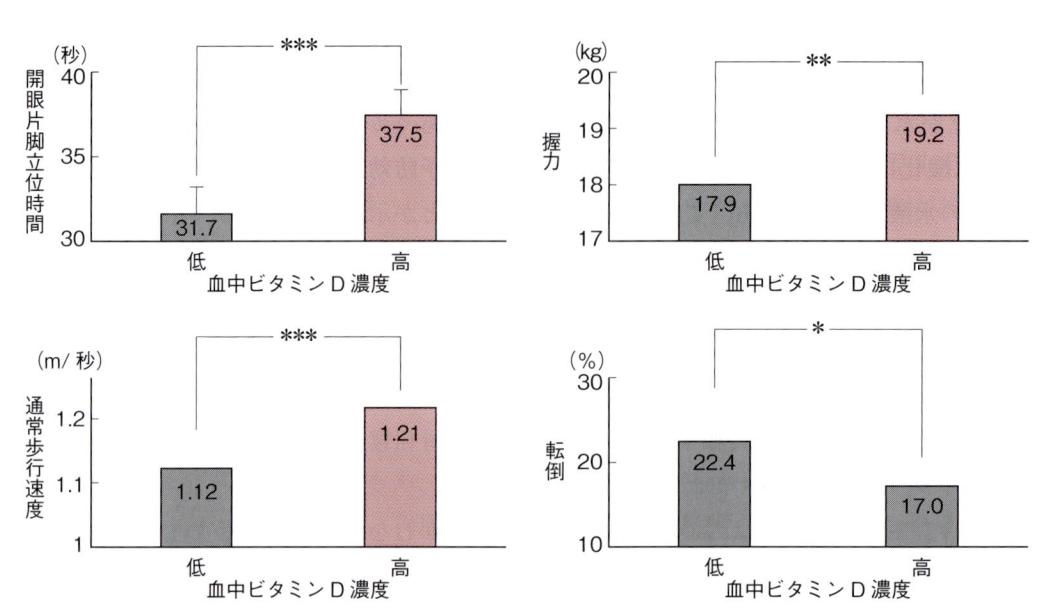

図3　地域住民における血中ビタミンDと運動機能との関連

（文献7より改変）

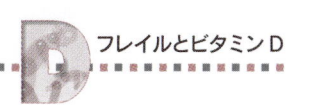

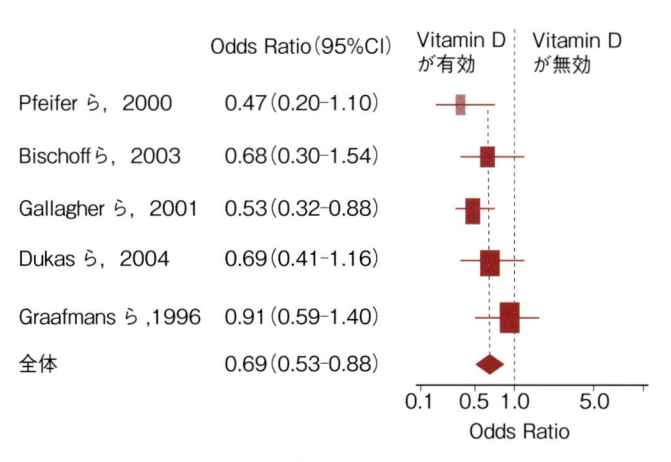

	Odds Ratio(95%CI)
Pfeifer ら, 2000	0.47 (0.20-1.10)
Bischoff ら, 2003	0.68 (0.30-1.54)
Gallagher ら, 2001	0.53 (0.32-0.88)
Dukas ら, 2004	0.69 (0.41-1.16)
Graafmans ら, 1996	0.91 (0.59-1.40)
全体	0.69 (0.53-0.88)

図4 転倒抑制をエンドポイントにしたビタミンDの介入研究
(Bishoff-Ferrari HA et al. JAMA 2004 ; 291 : 1999-2006.)

ビタミンDによる転倒予防効果

ビタミンDによる転倒予防効果を検討した研究については必ずしも一定の結果が得られていないが，メタ解析によると，その効果は統計学的に有意であり，相対リスク0.78となっている（図4）[9]．そのメカニズムについての研究はまだ途上にあるといわざるをえないが，血清25水酸化ビタミンD濃度が体幹動揺性と負の相関を示すことが報告されており[10]，筋細胞や神経細胞にビタミンD受容体が存在し，筋肉に対する効果のみならず，筋と神経の協調性にビタミンDが作用していることも転倒予防に寄与していることが推測されている．

体内におけるビタミンDの量は食物からのビタミンD摂取とその吸収，紫外線による皮膚での生成などで規定されるが，これらは加齢とともに減少する．「日本人の食事摂取基準」によると，1日4～5μgがビタミンD摂取の目安量となっている．しかしながら，先にも述べたように中高年女性の半数近くがビタミンD不足である．これらの点を踏まえて，わが国における「骨粗鬆症の予防と治療ガイドライン2011年版」では，骨粗鬆症の予防と治療に必要なビタミンDは一日あたり10～20μg（400～800国際単位）としている[11]．フレイルの予防対策にも，このレベルのビタミンD摂取が望まれよう．

おわりに

ビタミンDの充足は筋骨格系の機能維持・向上に欠かせないのみならず，高齢者の免疫能や神経機能にも重要な役割を果たすことが想定される．フレイルの予防戦略においてビタミンD対策は欠かせないといえよう．

参考文献

1) 岡野登志夫，津川尚子，須原義智，ほか．高齢者を中心とする日本人成人女性のビタミンD栄養状態と骨代謝関連指標について．Osteoporosis Jpn 2004 ; 12 : 76-79.
2) Visser M, Deeg DJ, Lips P, et al. Low vitamin D and high parathyroid hormone levels as determinants of loss of muscle strength and muscle mass (sarcopenia) : the Longitudinal Aging Study Amsterdam. J Clin Endocrinol Metab 2003 ; 88 : 5766-5772.
3) Schott GD, Wills MR. Muscle weakness in osteo-

4) Bishoff HA, Borchers M, Gudat F, et al. In situ detection of 1, 25-dihydroxymitamin D-3 receptor in human skeletal muscle tissue. Histochem J 2001；13：19-24.
5) Ziambaras K, Dagogo-Jack S. Reversible muscle weakness in patients with vitamin D deficiency. West J Med 1997；167：435-439.
6) Sato Y, Inose M, Higuchi I, et al. Changes in the supporting muscles of the fractures hip in elderly women. Bone 2002；30：325-330.
7) Suzuki T, Kwon J, Kim H, et al. Low serum 25-hydroxyvitamin D levels associated with falls among Japanese community-dwelling elderly. J Bone Miner Res 2008；23：1309-1317.
8) 奥野純子，戸村成男，柳　久子．地域在住虚弱高齢者のビタミンD濃度の分布状況とビタミンD濃度と生活機能・身体機能との関連．日本老年医学会雑誌 2007；44：634-640.
9) Bishoff-Ferrari HA, Dawson-Hughes B, Willett WC, et al. Effect of vitamin D on falls：a meta-analysis. JAMA 2004；291：1999-2006.
10) Pfeifer M, Begerow B, Minne HW, et al. Vitamin D status, trunk muscle strength, body sway, falls, and fractures among 237 postmenopausal women with osteoporosis. Exp Clin Endocrinol Diabetes 2001；109：87-92.
11) 骨粗鬆症の予防と治療ガイドライン作成委員会編集．骨粗鬆症の予防と治療ガイドライン2011年版：ライフサイエンス出版；2011.

フレイル予防と管理栄養士の役割

雨海照祥 —— Amagai, Teruyoshi
大西泉澄 —— Onishi, Izumi

フレイルと栄養との関連性

　フレイルと栄養との密接な関連性は,「フレイル・サイクル」において低栄養がサルコペニアやフレイルの原因の一つであることから確認できる.

　この文脈から, 栄養学的観点からのフレイル予防の意義, および栄養サポートの専門職として栄養の専門教育を受けている唯一の職種である管理栄養士のフレイル予防における役割を考える.

フレイル予防の意義

　フレイルは高齢者に特有な状態なのではなく, 有害事象を高率に発症する症候群である[1]. フレイルの有害事象による高齢者のQOL低下のみならず, 骨折や疾患への治療に要する. したがって, フレイル予防は医学的に重要であるのみならず, 社会的・経済的資源の有効利用するためにもきわめて重要である.

　さらにフレイル高齢者は, プレフレイルも含めてフレイルのない高齢者と比較して, 死亡, 入院, 再入院などの有害事象が有意に高いことが知られている[2,3].

　以上の検証より, フレイル予防の意義は立証されたといえる.

　超高齢社会の最先進国である日本におけるフレイル予防の成否は, 世界的な緊急課題であり, 決して失敗は許されない.

栄養のガイドラインとしての「日本人の食事摂取基準 2015年版」でのフレイルの初登場

　「日本人の食事摂取基準」が, 従来の「日本人の栄養所要量」から大きく姿を変えたのは, 2005年からである. その呼称が栄養所要量から摂取基準へと変わったことからも明らかである. さらに本質的な変化は, 科学的根拠を精力的に収集し, 2005年版からは, まさに栄養のガイドラインとしての体裁をも整えてきたことにある.

　摂取基準のなかでもとくに総論にこそ, 摂取基準の本質がちりばめられており, 十分な時間をかけて, 総論を精読すべきと考える.

　現在入手できる最新版である「日本人の食事摂取基準 2015年版」(以下, 2015年版)が, それまでの2010年版までと大きく異なる点の一つは,「参考資料1　対象特性」の一つとして付帯されている. 超高齢社会の最先進国である日本における最大の関心対象といえる高齢者の分野において, 今回はじめて「フレイル」と「サルコペニア」の概念と栄養サポートが登場し, それらのエビデンスが十分に検証, 記述されていることである.

管理栄養士が責務を果たすためには

　フレイルにおける管理栄養士の役割は, その出発点として, ガイドラインである2015年版の

総論を精読すること，次にそれに基づいて対象特性としての高齢者を熟知することである．

2015年版は"利用"を主眼の一つとしている．精読，熟知するだけでは十分ではなく，実際の高齢者を念頭において，具体的に栄養サポートの構築に腐心する必要がある．

ここで考えるべき論点の一つは，フレイルの定義が多彩であり，国際的に認容された定義がいまだ存在しないことは，本書のフレイルの定義の項に詳述した．

ただし日本の栄養のガイドラインである2015年版では，Freidの定義のみを定義として引用しているため，世界的なフレイルの定義が決定されるまでは，日本におけるフレイルの定義は2015年版に沿い，Freidの定義をフレイルの定義として統一して使用すべきであろう．

ここでFreidの定義を構成する5項目も，具体的定義が定まっていないため，フレイル予防においては，定義を構成する5項目の具体案の提示と妥当性の検証が必要である．

さらにその定義に従ったフレイルの3段階の階層分け後，実際にどのような栄養サポートがフレイル予防へ有効であるかの科学的検証も必要である．

さらに，超高齢社会がさらに進む日本において，時代とともに進化することが求められている．実務のみでなく科学的臨床研究のエビデンス構築のできる管理栄養士を社会へ供給するためには，フレイルを専門とした管理栄養士の卒前および卒後の高等教育のシステムづくりも同時進行で進めるべきである．フレイルの分野も他の分野と同様に，科学的根拠の構築と教育が時代の最急務の課題である．

ここで重要なことは「すぐに使える知識は，すぐに使えなくなる運命にある」ことを忘れずに，安易な粗製濫造は避け，基礎的能力を備えた管理栄養士の育成であろう．

日本における管理栄養士のフレイル予防における役割は大きい．さらにフレイル予防における管理栄養士の重要性について，すべての高齢者の栄養サポートに携わる医療従事者が知っている必要があり，一方で，管理栄養士はフレイル予防の重要性とフレイル予防における管理栄養士の意義を，科学的な根拠を示して彼らに知らせる義務がある．

まとめ

1. フレイル予防は，医学的，社会的，経済的に重要な課題である．
2. フレイル予防における管理栄養士の役割としては
   (1)「日本人の食事摂取基準2015年版」の総論と対象特性としての高齢者の項を熟読し，具体的な臨床に利用する．
   (2) Freidの定義を構成する5項目を検証する．
   (3) フレイル予防における栄養サポートの効果判定する．
   ことが必要である．
3. フレイル予防のエビデンスを構築できる管理栄養士の高等教育システムの構築が急務である．

参考文献

1) Oliveira DR, Bettinelli LA, Pasgualotti A, et al. Prevalence of frailty syndrome in old people in a hospital institution. Rev Lat Am Enfermagem 2013 ; 21 : 891-898.
2) Rockwood K, Song X, Mitnitski A. Changes in relative fitness and frailty across the adult lifespan : evidence from the Canadian National Population Health Survey. CMJA 2011 ; 83 : E487-E494.
3) Johansen KL, Chertow GM, Jin C, et al. Significance of frailty among dialysis patients. J Am Soc Nephrol. 2007 ; 18 : 2960-2967.

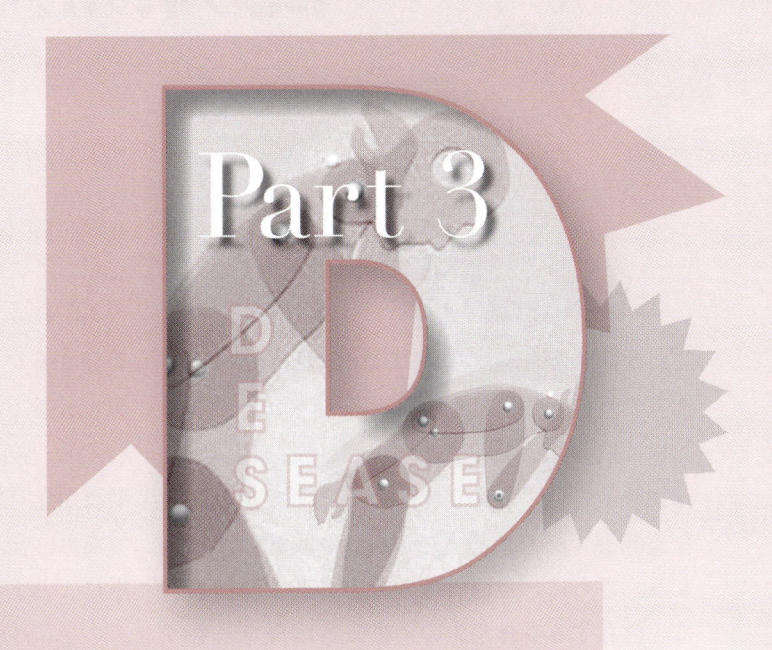

Part 3 フレイルと疾患

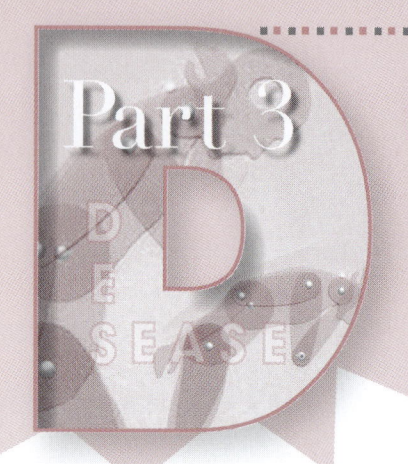

Part 3 フレイルと認知症

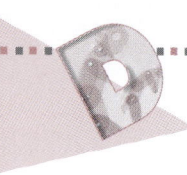

梅垣宏行 — *Umegaki, Hiroyuki*

はじめに

わが国の認知症の有病率は65歳以上の高齢者のうち，15％にも上ると報告され，患者数は439万人と推定されている．認知症は，認知機能の低下により生活の自立ができなくなる状態であり，患者のQOLの低下に直結する．さらに，自己管理の能力の低下のために，併存する身体疾患の治療にも困難をともなうことも多い．また，認知症は生命予後の悪化とも関連する重要な疾患である．さらに，認知症は進行すれば要介護状態になり，介護者となる家族の負担が重くなる場合も多い．

現在のところ，認知症の根本的な治療法はなく，予防の方法の確立が喫緊の課題である．

認知症の原因疾患

認知症には多くの原因疾患が存在するが，頻度が高いのは，アルツハイマー型認知症（AD），脳血管性認知症（VD），レビー小体型認知症（DLB），前頭葉側頭葉変性症（FTLD）であり，認知症全体のほぼ9割がこれらの疾患によると考えられる．

アルツハイマー型認知症（AD）

ADは，老人斑と神経原線維変化という2つの特徴的な病理変化が脳に蓄積することによって起こる認知症である．認知症の原因疾患のなかでもっとも頻度が高く，約半数がこの疾患によると考えられている．物忘れがはじめに目立つことが多く，とくに最近の出来事を忘れやすくなる．病状が進むと，空間認知の障害や失行・失認が顕在化してくる．また，経過中には，抑うつや妄想，攻撃性，徘徊，昼夜リズムの変調などを合併することも多い．診断基準を表1に示す．

アミロイドβが脳内に蓄積することからはじまり，タウの異常リン酸化が起こり，やがて神経変性・脳萎縮が起こって，認知機能障害が進行していくものと推測されており，近年では，髄液中のアミロイドβやタウの測定や，脳内のアミロイドβをPETなどによって画像化する技術も進歩してきており，より

表1　アルツハイマー型認知症（AD）の診断基準

A.	①記憶障害 ②失語，失行，失認，遂行機能障害の一つまたはそれ以上の障害
B.	認知機能障害による社会生活活動の水準の低下
C.	認知機能障害が徐々に発症し進行性であること
D.	除外診断：他の神経疾患，全身性疾患，薬物中毒
E.	せん妄の除外
F.	精神疾患の除外

Frances A, et al, eds. DSM-IV TM : Diagnostic and statistical manual of mental disorders (4th Ed). American Psychiatric Association, Washington DC, 1994 より

表2 脳血管性認知症（VD）の診断基準

多彩な認知障害の発現．以下の2項目がある．
A. ①記憶障害
②失語，失行，失認，遂行機能障害の一つまたはそれ以上の障害
B. 認知機能障害による社会生活活動の水準の低下
C. 局在性神経徴候や症状
D. せん妄の除外

American Psycihatric Association.Diagnostic and statistical manural of mental disorders, 4th ed (DSM-IV). Washington D.C.：American Psychiatric Association；1994.

表3 レビー小体型認知症（DLB）の臨床診断基準改訂版

1. 中心的特徴
〈DLBほぼ確実（probable）あるいは疑い（possible）の診断に必要〉

1. 中心的特徴（2つを満たせばDLBほぼ確実，1つではDLB疑い）
   a. 注意や覚醒レベルの顕著な変動をともなう動揺性の認知機能
   b. 具体的で詳細な内容の，繰り返し出現する幻視
   c. 自然発生のパーキンソニズム
2. 示唆的特徴
   a. REM睡眠行動障害（RBD）
   b. 顕著な抗精神病薬に対する感受性
   c. SPECTあるいはPETイメージングによって示される大脳基底核におけるドパミントランスポーター取り込み低下
3. 支持的特徴
   a. 繰り返す転倒・失神
   b. 一過性で原因不明の意識障害
   c. 高度の自律神経障害（起立性低血圧，尿失禁など）
   d. 幻視以外の幻覚
   e. 系統化された妄想
   f. うつ症状
   g. CT/MRIで内側側頭葉が比較的保たれる
   h. 脳血流SPECT/PETで後頭葉に目立つ取り込み低下
   i. MIBG心筋シンチグラフィで取り込み低下
   j. 脳波で徐波化および側頭葉の一過性鋭波

McKeith IG, Dickson DW, Lowe J, et al. Diagnosis and management of dementia with Lewy bodies. Third report of the DLB consortium. Neurology 2005；65：1863-1872.

早期に正確に診断が可能となってきている．

脳血管性認知症（VD）

VDとは，脳血管障害に関連して出現する認知症を総称したものである．頻度としてADの次に多い認知症である．ADでは徐々に進む物忘れが目立つことが多いが，VDでは，思考の緩慢さや，計画性の障害（実行機能障害），自発性の低下などが目立つことが多い．精神症状は動揺しやすく，興奮やせん妄，抑うつをともないやすい．脳血管障害を基盤としているため摂食，嚥下障害を合併しやすいので注意が必要である．診断基準を**表2**に示す．

レビー小体型認知症（DLB）

DLBは，大脳皮質や皮質下にレビー小体が蓄積することによって出現する認知症である．原因疾患の頻度として3番目に多く，認知症全体の20％前後を占めるとされる．DLBは，注意力や覚醒の著しい変動にともなう認知機能の変動をともなうことが多い．また，具体的な幻視が繰り返し起こることが特徴とされる．さらに，パーキンソニズムを合併することが多く，筋固縮や寡動を認める．病初期から，空間認知の障害も強い場合が多い．自律神経障害が合併していることも多く，起立性低血圧なども合併しやすい．また，心臓交感神経の障害をMIBGシンチグラフィーによって測定することが診断の補助になることもある．診断基準を**表3**に示す．

前頭葉側頭葉変性症（FTLD）

FTLDは，前頭葉，側頭葉の萎縮によって起こる認知症である．病識は欠如し，反社会的・脱抑制的な行動をとりやすい．また，自発性の低下が目立つこともある．同じ道順での周遊や同じものを食べ続ける（甘いものが多い）などの常同的な行動も目立つ．また，生活リズムが時刻表的に画一化されることも多い．診断基準を**表4**に示す．

表4　前頭側頭葉型認知症（FTD）の診断基準

性格変化と社会的行動の障害が，発症から疾患の経過を通して優位な特徴である．知覚，空間的能力，行為，記憶といった道具的認知機能は正常か，比較的良好に保たれる．

1. 主要診断特徴（すべて必要）
   a. 潜行性の発症と緩徐な進行
   b. 社会的対人行動の早期からの障害
   c. 早期からの自己行動の統制障害
   d. 早期からの情意純麻
   e. 早期からの病識の欠如
2. 支持的診断特徴
   a. 行動異常
      1) 自己の衛生や身なりの障害
      2) 精神の硬直化と柔軟性のなさ
      3) 易転導性と維持困難
      4) 口唇傾向と食事嗜好の変化
      5) 保続的行動と常同行動
      6) 使用行動
3. FTLDに共通する支持的診断特徴
   a. 65歳以前の発症．親兄弟に同症の家族歴
   b. 球麻痺，筋力低下と萎縮，筋線維束攣縮．保続的行動と常同行動

Neary D, Snowden JS, Gustafson L, et al. Frontotemporal lobar degeneration-A consensus on clinical diagnostic criteria. Neurology 1998 ; 51 : 1546-1554.

現在，治療薬が存在するのはADのみであり，ほかの認知症については治療薬が存在していない状況である．さらに，ADの治療薬についても，対症的に症状の緩和効果にとどまり，その病理的な変性を修飾する効果がある薬剤はいまだ存在せず，根本的な治療は不可能であるのが現状である．したがって，新たな治療戦略の探求・開発とともに，認知症の発症予防についての研究も広く行われて，その方法の開発が待ち望まれている．

身体的フレイルと精神心理的フレイル

フレイルは，「種々の機能低下によって，さまざまなストレッサー・健康障害に対する予備力や耐性が低下し，脆弱になっている状態」と定義される．Friedらの身体的フレイルの概念では，1) 体重減少，2) 主観的活力低下，3) 握力の低下，4) 歩行速度の低下，5) 活動度の低下，の5項目のうち3項目以上当てはまればフレイルとした[1]．

これによって定義される状態は，転倒，ADLの低下（disability），入院，死亡などと有意な関連があり，フレイルのフェノタイプとして矛盾がないことが示された．Friedらの概念は身体的な要素のみで構成されているが，さらに最近では，社会的，精神心理的な因子もフレイルの概念のなかに取り入れるべきとの考え方が主張されるようになってきた．概念をより広くすることで，さらに包括的なケアにつながることが期待される．

とくに，認知機能障害は，多くの疫学的なデータによりフレイルとの強い関連が示されており，身体的フレイルに認知機能障害を付け加えることで，後の機能障害の予測能があがることも報告されており[2]，認知機能障害はフレイルの一つの症候とも考えられるようになってきている．また，身体的フレイルが認知機能低下と関連することは，横断的[3]にも縦断的[4]にも確認されている．

認知症との関連についても多くの報告があり，おおむね身体的フレイルと認知症の関連が支持されているが，どのタイプの認知症との関連があるのかについては，認知症全体，AD，VDいずれも増やす[5]，という報告もあれば，ADを増やす[6]，non-ADを増やす[7]，VDを増やす[8]，と結果については一致をみておらず，今後さらなる検討が必要である．

フレイルと認知機能障害の合併の機序

では，なぜフレイルと認知機能低下は関連している，もしくは一連の症候群であるので

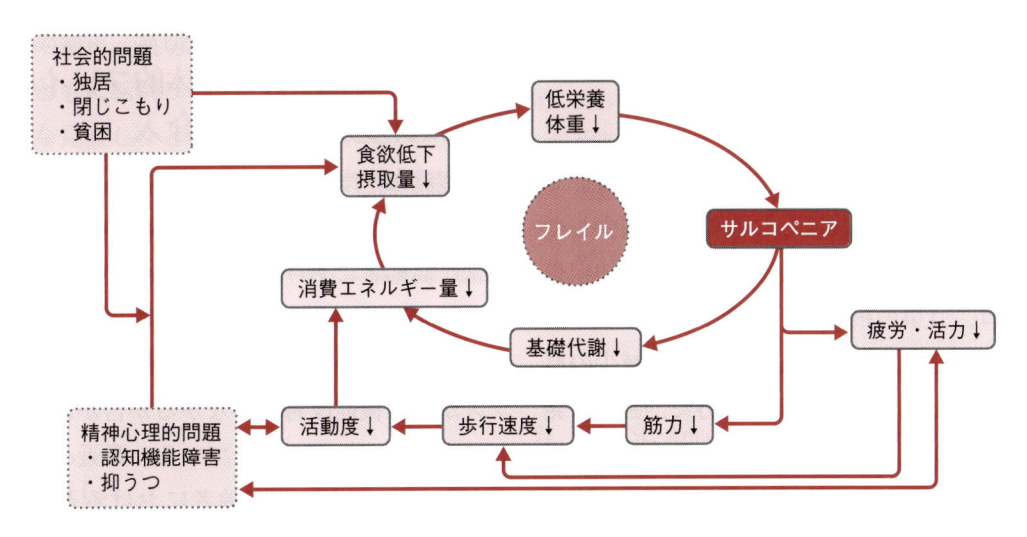

Xue QL, et al. J Gerontol A BiolSci
図1　フレイル・サイクル

あろうか．その関連には，まだ不明な点が多く残っているが，さまざまな機序が推測されている（図1）．

炎症は，組織傷害やIGF-1の抑制などを開始，サルコペニアやフレイルとも深くかかわっているが，一方で認知機能障害とも深く関連していることが知られている[9]．

また，フレイルな高齢者には，慢性心不全，COPD，糖尿病などの合併が多いが，こうした疾患は認知機能低下とも関連することが報告されている．

酸化ストレスは，とくに神経変性疾患の進行と関連していることが知られているが，フレイルとも関連しており，フレイルと認知機能低下の共通の基盤となりうるであろう[10]．

テロメアは老化と深い関連があるが，テロメアの短縮は，認知機能低下とフレイルの双方において観察されており，これも共通の基盤の一つになる可能性がある．

さらに，低栄養はフレイルの原因の一つと考えられているが，ビタミン類などの欠乏は認知機能低下や認知症の発症と関連している可能性もある．

また，身体の不活動も両者の共通の基盤の一つであろう．

Barnesらは，ADの原因のうち13％は身体不活動によるとし，身体不活動者を25％減らすことができれば全世界で100万人のADの発症予防につながる可能性があると試算した[11]．脳内の梗塞巣や変性病変があるとフレイルの進行が早くなる可能性が指摘されており[12]，認知機能低下につながるような脳内の変化が，フレイルの原因となる可能性も示唆される．

フレイルとうつ (depression)

うつと身体的フレイルは，疲労感，活力の低下，体重減少などの症候を共有しているばかりでなく，高齢期におけるうつはdisability・転倒・死亡の危険因子であることが報告されており，フレイルの概念と一致している．また，うつとフレイルには双方向性の関連がある．すなわち，フレイルはうつ発症の危険因子であり，うつは身体的フレイルの危

Part 3 フレイルとうつ

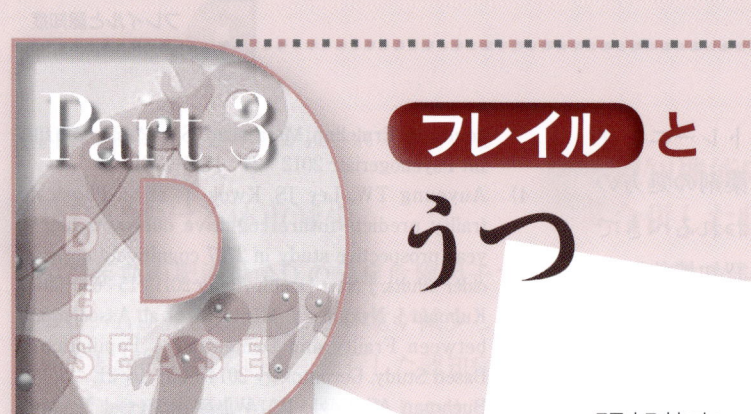

服部英幸 —— Hattori, Hideyuki

はじめに

　虚弱にいたる機序は多因子である．加齢による身体機能低下，高齢者特有の多病であること，生活習慣，社会経済的要因などから，しだいに老年症候群を惹起し，虚弱の状態に移行する．適切な対応がなされなければ，生活機能が低下し，全面的な介護が必要な状態にいたる．75歳以上の高齢者の虚弱の頻度はフレイル9.6％，プレフレイル47％であり[1]，決して少ない数ではない．地域に虚弱高齢者が多く認められる以上，外来診察で遭遇する高齢者には虚弱高齢者の頻度が大きい．そのときは身体，精神症状の細かい把握が求められることになる．

　虚弱高齢者に関してはサルコペニアや運動，栄養といった身体的な論点が多い．一方，うつやせん妄などの精神症状もまた，虚弱へと導くリスクになりうる[2]（図1）．虚弱高齢者の精神症状については，いまのところ十分認識されていない．しかしながら，認知機能低下，抑うつ，不安などの精神症状を呈することも多く，臨床では重要な課題となっており，老年科，精神科などの医師が共通して虚弱高齢者を包括的に診療していくための基礎的知識が求められている．

虚弱高齢者の精神症状（これまでの報告）

　これまでの虚弱高齢者の精神症状に関する研究は，地域研究が多く，その概念は社会医学的側面が強い．したがって，個々の症状の評価は比較的粗いものであった．たとえば，自記式評価尺度により「うつ症状」があるかどうかを評価するような研究が多かった．確かに，うつ症状は認知機能低下と並んで，虚弱高齢者のもっとも重要な精神症状であるが，精神科的にみるとそれ以外にも対応すべき症状がある．とくに，精神症状について，「うつ」とだけ考えていたのでは，本質を見失う．ここではまず，虚弱高齢者の「うつ症状」に関するこれまでの報告を概観し，その後，それ以外の「アパシー（意欲低下）」「不安」について述べる．虚弱高齢者の認知機能低下に関しては別項を参照していただきたい．

　虚弱高齢者は「うつ症状」を高頻度に合併する[3]．西らは，虚弱高齢者のうちGDS (geriatric depression scale) 15 が6点以上のうつ傾向がある比率は男性47.9％，女性53.8％と高率であったと報告している[4]．また，虚弱の程度とうつの重症度が相関する[5]．うつの合併は身体的虚弱の悪化要因である．当初は身体的に問題のないうつ病例を6年間追跡

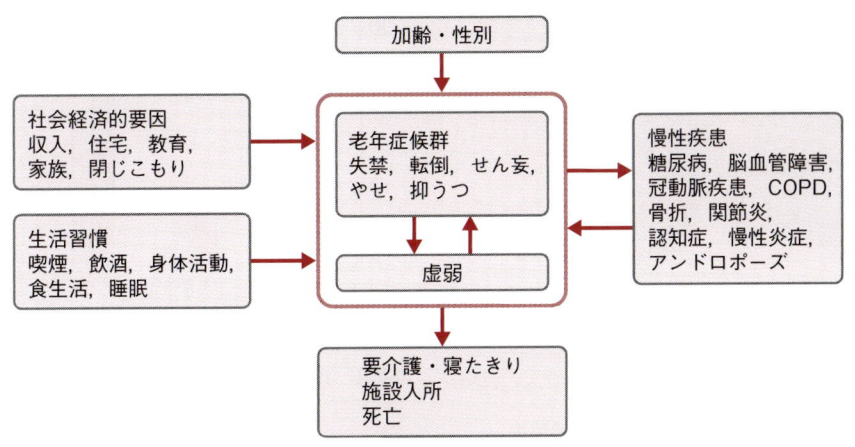

図1 高齢者の虚弱の要因と老年症候群
（下方浩史, ほか：Geriat Med 49（3）：303-306, 2011）

調査すると, 高頻度にADL低下と運動機能障害が出現した[6].

うつと認知症以外に, 虚弱高齢者で認められる精神症状として, 臨床上考慮しておくべき状態は意欲低下（アパシー）と不安である. アパシーはうつとよく似ているが, 自責感, 悲哀といった感情はみられない. 治療方法が違うので区別が重要である. 虚弱高齢者では, アパシーが高頻度に認められる. 地域研究では, 調査対象全体の23.1％にアパシーが認められた[7]. 心身ともに疲労しているようにみえる虚弱高齢者だが心中は強い不安感が支配している. HADS（hospital anxciety and depression scale）-Aを使った地域調査によると, 虚弱高齢者では強い不安感をもっていることが示された[8]. 不安症状は, 軽症虚弱の段階から出現している[9].

虚弱高齢者の精神症状（自験例から）

虚弱高齢者の精神症状について当院精神科外来での経験例をまとめた. 症例は国立長寿医療研究センター精神科を外来受診した虚弱高齢者例27例である. 虚弱高齢者の診断基準として厚生労働省地域支援事業における二次予防対象者選定のための基本チェックリストにおいて基準を満たすものを対象とした. 比較対象のため, 虚弱状態を示さない「大うつ病」の高齢者35例, うつ症状も虚弱もない対照群として当院高齢者人間ドック（長寿ドック）受診者42例にも同じ検査を行った. 評価方法は認知機能検査としてMMSE, うつ気分の検査としてGDS, Montgomery-Asberg Depression Rating Scale（MADRS）, 意欲低下の指標として「やる気スコア」[10]を用いた. ただし, 対照群ではMADRS, やる気スコアは実施しなかった. 虚弱高齢者の心理特性を明らかにするためにProfile of Mood States（POMS）を施行した. POMSは精神的な不安定要素を6項目の特性として解析することができ, 対象の心理プロフィールを評価するうえで有用である.

精神科に受診した虚弱例の診断では, 典型的なうつ病である「大うつ病」の診断にいたった例は全体の4分の1であり, 心気的傾向のみ示す「身体表現性障害」「不安障害（パ

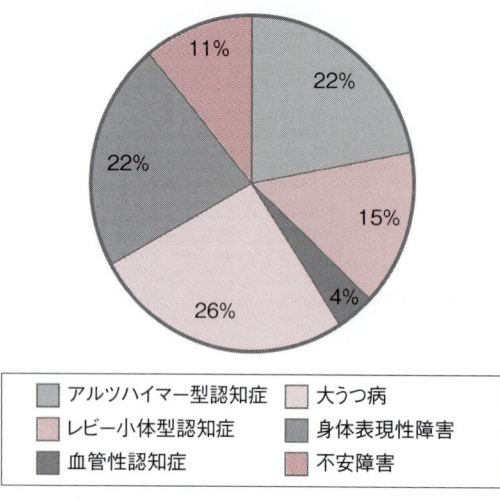

図2 虚弱例の精神科診断

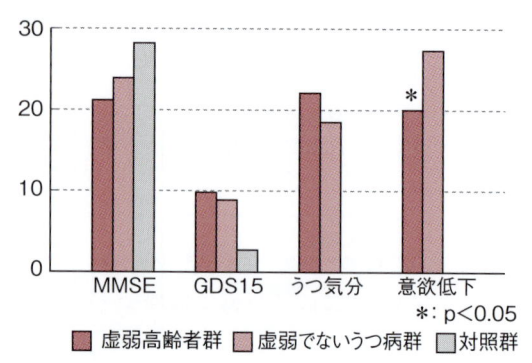

図3 虚弱高齢者の心理評価

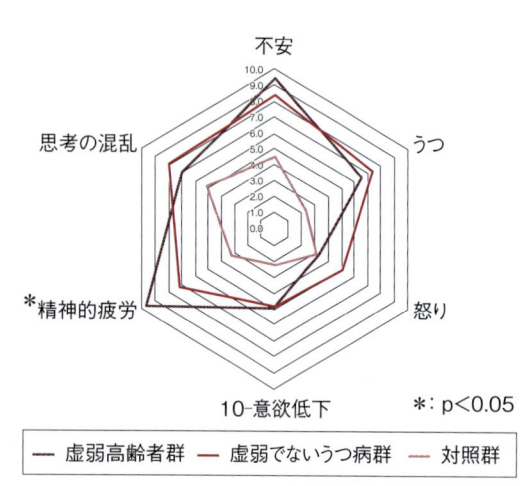

図4 POMSの評価に基づく虚弱高齢者の心理プロフィール

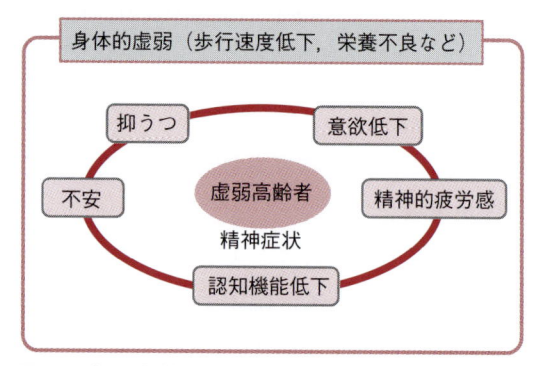

図5 虚弱高齢者の精神症状

ニック障害を含む）」も認められた．認知症疾患にともなう例も多く，アルツハイマー型認知症，レビー小体型認知症で多くみられた．血管性認知症の症例が少ないのは施設の特性が関与していると思われる．虚弱例のなかに認知症例，とくにレビー小体型認知症が多く含まれていることは注目すべきである（図2）．

うつ気分，意欲低下についての比較では，うつ気分はGDS，MADRSともに虚弱とうつ病の間に差が見出されず，ともに高値を示した．ただし，虚弱群ではうつ病群に比し，意欲の低下が有意に高値であった（図3）．POMSの解析では虚弱高齢者では大うつ病に比べて，精神的疲労の項目が有意に高いことがわかった．不安感もうつ病群に比して強いことがわかった．抑うつ気分も強いが大うつ病よりは軽かった．意欲低下は大うつ病と同等であった（図4）．

筆者らの外来自験例の検討および文献的な考察をふまえると，図5のようにまとめられる．虚弱高齢者の精神症状を考えるうえで，抑うつ，意欲低下，精神的疲労感，不安，認知機能低下の5要素が重要であると考えられる．臨床場面で虚弱高齢者の精神症状を評価するうえでは「うつ」と「認知機能低下」の

みでなく，その他の精神的因子も考慮しておく必要があるだろう．

精神症状を呈した虚血高齢者の1症例

虚血高齢者における精神症状の具体的なイメージをもってもらうため，遭遇することの多い症例を紹介する．

80歳・男性．30年前より糖尿病と高血圧があり服薬を続けていた．若い頃へビースモーカーで1日40本喫煙を継続．10年前より動作時の息切れ，咳，痰が多くなり，内科にて慢性閉塞性肺疾患（COPD）と診断されているが，通院治療で去痰剤のみ服用中である．3カ月前に転倒して腰椎の圧迫骨折．現在，疼痛は軽減しているというが，身のまわりのことには介助が必要な状態である．1日の大半を自室ですごし，外出はほとんどしない．食欲なく，最近やせてきた．睡眠は夜間頻尿で中途覚醒が多い．近医にて「うつ」があると診断され，エチゾラム，フルボキサミンが投与されたが，ふらつきがひどくなり転倒．当科紹介となった．

初診時所見：身長165cm　体重52kg　BMI 19.1　体重減少1年で10kg，酸素飽和度93%．血液検査　RBC 350×10^4，Hb 10.6，Ht 35，TP 6.3，Alb 3.1g/dl

顔貌は表情に乏しく，寡黙．聞けば自殺念慮があるというが，実際に企図したことはないという．「体がえらい」という疲労感の訴え，身体不調の訴えが多いが，自分を責めるような発言はない．物忘れもないという．

神経学的所見：動作は全体に緩慢だが，筋固縮，振戦は認めない

心理・認知機能検査：MMSE 21/30，GDS 8/15，やる気スコア 26/42，意欲の指標 8/10．軽度の認知機能低下，軽度の抑うつであるが意欲の低下が目立っている．

頭部MRI：右基底核に陳旧性小梗塞巣あり，その他，両側基底核および深部白質にラクナ多発していた．

対応の実際

この症例の状態像をまとめると，身体的には虚弱状態を示している．精神症状はうつというより意欲低下いわゆるアパシーであるといえる．このような症例では意欲低下の治療を通しての生活機能の改善を目標とすることになる．まずは，運動療法，作業療法など賦活的な非薬物療法的アプローチを優先させる．それで効果がないときは薬物療法を行うが，原則として抗うつ剤は控える．不安も強いが，ベンゾジアゼピン系薬剤は筋弛緩作用が強く，転倒の危険が高いので最小限度の処方とすべきであろう．意欲の改善を求めて，シンメトレル，補中益気湯などの処方を考慮する．その際，身体面の変化，有害事象の発現に注意しながらの治療を行う．

虚弱高齢者の精神症状への対応

虚弱高齢者の精神症状をどう評価し，治療的対応への結びつけるかはまだ十分わかっていないが，その身体特性や精神症状のプロフィールから判断して，虚弱高齢者にみられるうつをはじめとする精神症状に対しては若い世代とは幾分異なる対応が必要となる．高齢者の特性は心身相関が他の年代よりも強く現れることである．身体の状態が精神症状に反映される．薬物の副作用や身体疾患により，高率にせん妄が出現することからも明らかである．このことは虚弱高齢者においてとくに重大な事実である．

虚弱高齢者は多くの疾患をかかえており，

その多くが慢性疾患で根治がむずかしい．常に完璧な根治療法を選択することは不可能であり，症例ごとに治療のゴールをどこにおくかをよく考える必要があるといえよう．精神症状に対しては，薬物療法よりも環境調整，精神療法を優先，重視する．慢性疾患を抱えている例がほとんどであることから，慢性疾患患者への精神療法的アプローチが求められる[11]．

現段階では，虚弱高齢者の精神症状に対する薬物療法のエビデンスは確立されていない．注意すべきは，精神症状だけをみて抗不安薬，抗うつ剤，睡眠薬などを安易に出さないこと．逆に身体症状にのみとらわれて，精神状態を軽視したり，処方された薬剤の精神への影響を軽くみることがないようにすることである．上記の繰り返しになるが，具体的な薬物処方としては，虚弱高齢者では抑うつ気分に加えて，アパシーが付加していることがほとんどであることから，賦活的な薬剤を中心に考慮する．多発脳梗塞がある場合はアマンタジンを使ってみる．ただし，せん妄惹起のリスクが高い点に注意する．アルツハイマー型認知症の合併も多いので，診断がついたならドネペジルのような意欲を上げる抗認知症薬を使ってみるのもよい．漢方では，身体が衰弱した状態（虚証）の患者に対する処方がある．補中益気湯はうつ気分，食欲不振にも効果があるとされる[12]．

最後にまとめとして，虚弱高齢者の精神症状に対する一般的な注意点について，De Bernardini のアドバイスを記載する[13]．

1. 不急不要な薬剤中止．
2. 現段階でもっとも重大な身体・精神病態から対応．
3. 精神症状は多彩なので，生活・介護などでもっとも影響のある症状から治療する．
4. 薬物治療を含む治療計画の情報はすべてのスタッフが共有していること．
5. 患者は多くの身体，心理，社会的に多くの問題をかかえているが，そのなかでもっとも重要で一定に認められるものを治療行動の基礎におく．

おわりに

虚弱高齢者は疫学的な研究対象というイメージが強いが，頻度が高く日常臨床においても遭遇する機会が多い．精神症状をともなっていることも多いが，単純なうつ症状のみというより複合的な像を示している．その点を理解し，高齢者の身体特性と精神特性を考慮しながらの治療が必要となる．

参考文献

1) Jürschik P, Nunin C, Botiqué T, et al. Prevalence of frailty and factors associated with frailty in the elderly population of Lleida, Spain：the FRALLE survey. Arch Gerontol Geriatr 2012；55：625-631.
2) 下方浩史，安藤富士子．虚弱の危険因子．Geriatric Medicine 2011；49（3）：303-306.
3) Mezuk B, Edwards L, Lohman M, et al. Depression and frailty in later life：a synthetic review. Int J Geriatr Psychiatry 2012；27：879-892.
4) 西真理子，新開省二，吉田裕人，ほか．地域在宅高齢者における「虚弱（Frailty）」の疫学的特徴．日老医誌 2012；49（3）：344-354.
5) St John PD, Tyas SL, Montgomery PR. Depressive symptoms and frailty. Int J Geriatr Psychiatry 2013；28（6）：607-614.
6) Penninx BW, Leveille S, Ferrucci L, et al. Exploring the effect of depression on physical disability：longitudinal evidence from the established populations for epidemiologic studies of the elderly. Am J Public Health 1999；89：1346-1352.
7) Hölttä EH, Laakkonen ML, Laurila JV, et al. Apathy：prevalence, associated factors, and prognostic value among frail, older inpatients. J Am Med Dir Assoc 2012；13（6）：541-545.
8) Bernal-López C, Potvin O, Avila-Funes JA. Frailty is associated with anxiety in community-dwell-

ing elderly adults. J Am Geriatr Soc 2012；60（12）：2373-2374
9) Ní Mhaoláin AM, Fan CW, Romero-Ortuno R, et al. Frailty, depression, and anxiety in later life. Int Psychogeriatr 2012；24（8）：1265-1274.
10) 岡田和悟, 小林祥泰, 青木 耕, ほか. やる気スコアを用いた脳卒中後の意欲低下の評価. 脳卒中 1998；20：318-323.
11) アーサー・クラインマン. 病いの語り―慢性の病いをめぐる臨床人類学：江口重幸, 五木田紳, 上野豪志訳. 誠真書房；1996, 303-332.
12) 大原健士郎, 西本雅彦, 宮里勝政, ほか. うつ病に伴う食欲不振に対する補中益気湯（TJ-41）の効果. Prog Med 1994；14（6）：1705-1712.
13) De Bernardini L, Innamorati M. Psychiatric comorbidity in the frail patient. Arch Gerontol Geriatr 2007；44（Suppl 1）：139-142.

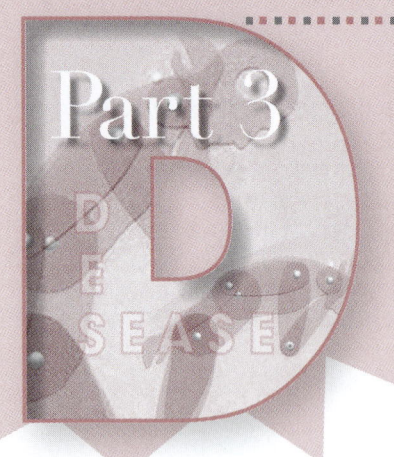

Part 3 フレイルと心血管疾患

野村和至 — Nomura, Kazushi

はじめに

　内臓脂肪の蓄積をはじめとする肥満が，アディポカインの分泌異常や慢性炎症を介して，動脈硬化病変を引き起こし，心血管疾患の危険因子となることは周知の事実である．しかし，心不全や経皮的冠動脈インターベンション後など，一部の循環器疾患を有する患者においては，体格の指標であるbody mass index（BMI）が過体重あるいは肥満レベルである者のほうが，そうでない者に比べて，心血管イベントの発症や死亡率が低下する，いわゆる「obesity paradox」と呼ばれる現象があることも同時に知られている[1]．このパラドックス現象の機序はいまだ不明な点も多い．しかし，BMIに大きな影響を及ぼす体組成構成成分が骨格筋量と体脂肪量であることから，このような疾患を有する患者では，肥満の脂肪蓄積による負の影響よりも，やせに関係する骨格筋低下による負の影響のほうが，予後につながる原因あるいは結果としてより強く関連していることが考えられる．また，このような疾患における体重は，疾患の重症度と反比例の関係があるため，疾患のわずかな重症度の違いによる，個々の栄養・健康状態を強く反映しているとも考えられる．いずれにしても，このようなパラドックス現象が起こる背景には，心血管疾患とフレイルとの密接な関連性が影響していることが推測される．

　今後，この現象を明らかにするためには，BMIのような単純な尺度ではなく，体脂肪や骨格筋などの体組成分布の評価，さらには社会的因子や精神心理的因子を含めたフレイルの総合的評価が必要であり，その結果として，フレイルと心血管疾患との関連への理解がより深まっていくものと期待される．

フレイルと心血管疾患との関連

　フレイルは，「老化にともなう種々の機能低下（予備能力の低下）を基盤とし，さまざまな健康障害に対する脆弱性が増加している状態」と概念的に定義される．その具体的な評価方法に関してはいまだ統一されていないが，もっとも広く用いられている基準としてFriedらのCHS（Cardiovascular Health Study）基準がある[2]．これは，①体重減少，②易疲労性，③活動性低下，④歩行速度低下，⑤握力低下の5項目のうち3つ以上を併せもつ場合にフレイル，1～2つの場合にはプレフレイル状態とするものである（表1）．これらのフレイルの各項目が身体機能障害や死亡のリスクを上昇させることは，これまでの多くの研究結果より明らかとなっていたが，

表1 フレイルの診断基準（CHS基準）

項目		定義	
1	体重減少	1年間で4.5kg以上減少	
2	易疲労性	自己評価 ①先月ごろよりいつも以上に疲労感がある ②ここ1カ月酷くなった	
3	活動性低下	生活活動量評価（レクリエーションなどの活動量を評価）	
4	動作：歩行速度低下 15feet（4.57m）	女 ≤身長159cm	7秒以上
		>身長159cm	6秒以上
		男 ≤身長173cm	7秒以上
		>身長173cm	6秒以上
5	筋力（握力）低下	女 BMI≤23	≤17kg
		BMI 23.1～28	≤17.3kg
		BMI 26.1～29	≤18kg
		BMI>29	≤21kg
		男 BMI≤24	≤29kg
		BMI 24.1～26	≤30kg
		BMI 26.1～28	≤30kg
		BMI>28	≤32kg

（文献2より）

最近，これらの項目と心血管疾患との関連についても報告されるようになってきた．

9つの研究をまとめた地域在住高齢者54,250例のsystematic reviewによれば，心血管疾患患者では，フレイルのリスクが，そうでない者と比べて2.7～4.1倍増加しており，ベースライン時にフレイルでなくても，3年以上の追跡期間で1.5倍フレイルを発症しやすいことがわかった．一方，フレイルの評価の一つである歩行速度が低下した者は，心血管疾患の発症リスクが1.6倍高く，さらにCHS基準を用いた3つの研究結果からは，図1に示すように非フレイル群，プレフレイル群，フレイル群の3群と冠動脈疾患の有病率との間には階段状のリスク上昇が認められ，いずれの研究においてもフレイル群では非フレイル群と比較して約2～3倍冠動脈疾患の有病率が高いことが報告された．さらに，心血管疾患をもつ高齢者において，フレイルの存在は年齢，重症度，合併症，身体機能障害とは独立して，死亡リスクと強く関連

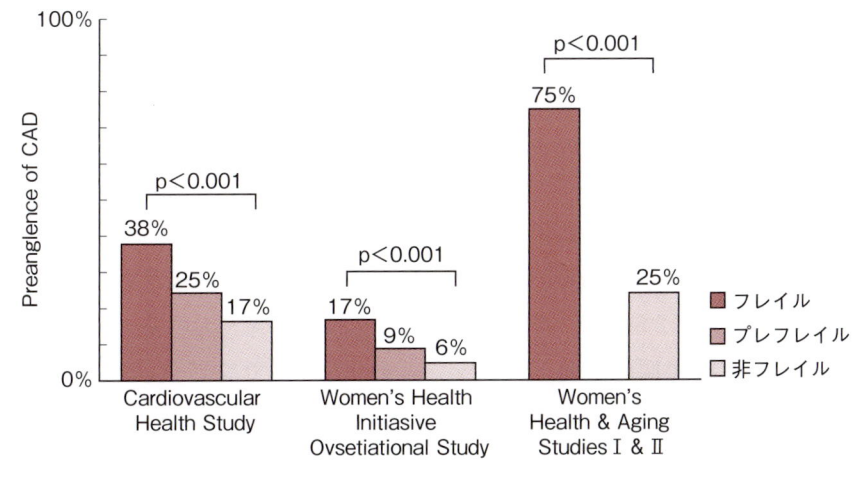

図1 フレイル（CHS基準）と冠動脈疾患の有病率
*CHS基準5項目中，フレイル：3～5項目，プレフレイル：1～2項目，非フレイル：なし

（文献3より）

していた[3]．これらの結果から，心血管疾患とフレイルとの間には相互に密接な関係があり，さらに，この両者をもつ者は，より死亡リスクが高い危険な集団であることが示された．

フレイルと心不全との関連において，前向きコホート研究である Health Aging and Body Composition（HABC）Study から，自立した高齢者 2,825 例（平均年齢 74 歳）の 11.4 年間の追跡結果が報告されている．椅子立ち上がり不可，歩行速度（< 0.6 m/秒）の有無によるフレイル基準（Gill index）では，該当しない者と比較して，1 つ該当する者では 1.4 倍，2 つ該当する者では 1.9 倍心不全の発症リスクが高かった．さらに，下肢伸展力，5 回椅子立ち上がり時間，歩行速度，立位バランス時間を用いたより詳しい評価法である HABC battery スコア（0〜4）における身体機能の低下は，これまでに知られている心不全のリスク因子（HABC 心不全リスクスコア：年齢，喫煙歴，収縮期血圧，心拍数，空腹時血糖，左室肥大，血清アルブミン値，血清クレアチニン値）の調整後にも，有意に心不全発症と関連していることを明らかにした[4]．このことから，身体機能が既知の危険因子とは独立して，心不全の発症を予測する因子であり，最初に述べた obesity paradox にも関連している可能性がある．

また，初老期の成人におけるフレイルと心血管疾患との関連を示す報告もある．心血管病の既往がない一般成人 2,816 例（平均年齢 50 歳）を対象とした 10 年間の前向きコホート研究において，大腿周囲長の短いものは肥満，ライフスタイル，高血圧や脂質異常症のリスク調整後も，男女ともに心血管イベントおよび死亡リスクが高いことが報告されている[5]．大腿部は四肢骨格筋のなかでもっとも大きい大腿四頭筋が存在するため，大腿周囲長は骨格筋量を反映していると考えられる．さらに，この報告のなかで，この大腿周囲長と心血管イベントとの関連が，体脂肪率や BMI，ウエスト周囲長を調整することでより顕著となることから，体重からは評価できない骨格筋量・体脂肪量などの体組成バランス変化が初老期の成人においても存在し，さまざまなリスクに関連している可能性がある．この初老期における骨格筋の低下は，将来のサルコペニアの前兆である可能性があり，そうであればフレイルの重要な前状態としても考えることができる．

フレイルと心血管疾患が関連する原因

心血管疾患の程度や合併疾患が重度であればあるほど，労作時の疲労を感じ，歩行速度など身体機能の低下を起こす．そして，一度このような状態になると，廃用性に筋力低下や体重減少が起こり，さらなる身体活動度の低下に陥るといった負のスパイラルが形成される．このように重症心血管疾患から，フレイルにいたるプロセスは容易に想像できる．

しかし，フレイルと心血管疾患が密接な関連にあるのは，この関係以外にも，共通のリスクともつという重要な要素があるためと考えられる（図 2）．

第 1 の共通する因子としては，炎症と凝固系の関与が考えられる．実際，サルコペニアやフレイルではそうでない者と比較し，IL-6 や CRP をはじめとする炎症性マーカーや D-ダイマーやⅧ因子などの凝固系マーカーが有意に高いことが多くの報告で知られている[6]．これらの因子は，動脈硬化を促進させ，

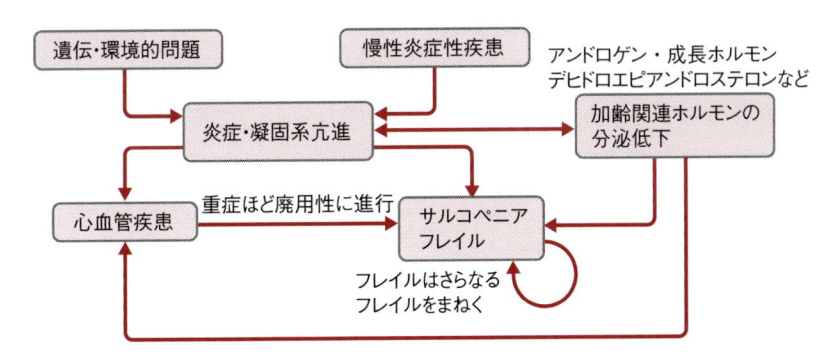

図2　フレイルと心血管疾患との関連

結果として心血管疾患のリスクを上昇させるため，フレイルと心血管疾患との関係性を説明する重要な因子と考えられる．

第2の共通する因子としては，高齢男性におけるアンドロゲンの関与である．アンドロゲンの低下は，サルコペニア発症の機序としても重要な役割をもっていることが知られており，アンドロゲン低値の者は筋肉量の低下，日常生活動作（ADL）の低下が起こりやすく，また多くの疫学研究でも，メタボリックシンドロームのリスクや心血管イベントが増加することが報告されている[7]．

外因性アンドロゲン製剤を用いた介入研究では，介入群において筋肉量の増加や体脂肪の減少が認められるものの，心血管イベントに関しては，予想に反し介入群において悪化するとの報告が多い[8]．この原因に関しては，いまだ不明ではあるが，疫学的にアンドロゲンの低い者が心血管疾患のリスクであることは明らかである．

また，年齢，性別，血中脂質レベルや血圧，喫煙歴などの危険因子を用いて冠動脈疾患の10年リスクを推定するフラミンガムリスクスコアが，フレイルの予測にも有用であることが報告されている[9]．本研究は心血管疾患の既往のない45〜69歳の男女3,895例の前向きコホート研究で，10年後のCHS基準によるフレイルの発症が，ベースライン時のフラミンガムリスクスコアの上昇にともなって有意に増加しており，この関連が追跡期間中に脳梗塞を含む心血管疾患発症者を除いても同様に認められることを示した．このような結果は，動脈硬化のリスク因子が心血管疾患以外にもADLを障害させるようながんや認知症などの発症に関連している，または動脈硬化性変化そのものが筋肉での血流障害を起こし，筋肉量や筋力が低下する，などの理由が考えられる．

以上から，フレイルと心血管疾患が相互に関連するのは，慢性炎症や内分泌学的変化，動脈硬化などの共通のリスクによる間接的要因，心血管疾患の発症・進行がさらなるフレイル状態を引き起こすことによる直接的要因の両者の関与が考えられる（**図2**）．

フレイルにおける心血管疾患の予防・治療

フレイルの予防に対しては，運動および栄養療法が基本であり，有用であることが知られている．また，心血管疾患後の高齢者における心臓リハビリテーションへの参加が，一般成人と同様に二次予防や死亡リスクを軽減

させるとの報告が多いことから，対象者の詳細な適応については検討が必要ではあるものの，心血管疾患患者に対するフレイルの予防および治療にも運動療法が有用であると考えられる．

一方，フレイルに対する心血管疾患のリスク管理に関しては，最近，重要な報告が次々と明らかになってきている．

糖尿病管理

近年，HbA1c 6.0～6.5%以下を目標とする厳格な血糖管理を行った高齢者を含む介入試験において，心血管イベントに関してはわずかな減少が認められたものの，死亡リスクに関しては不変あるいは逆に上昇するといった報告が相次いだ．また，高齢者を対象とするいくつかの後ろ向きコホート研究において，HbA1cと死亡リスクとの関係が単純な正相関ではなく，至適HbA1cの存在を示すJカーブ現象が認められた．そのため，最近，とくに高齢者における糖尿病治療では，緩めの血糖管理目標と低血糖の回避を最優先とした糖尿病治療が推奨されるようになっている．

フレイルの血糖管理における研究は限られているが，最近，重度のフレイルと考えられる在宅ケアサービスを受けている要介護状態の高齢者糖尿病367例（平均年齢80±9歳）を対象とした2年間の前向きコホート研究が報告された．これによれば，経口糖尿病治療者，インスリン治療者の両者ともに，サービス開始時にHbA1cが8～8.9%（2年後HbA1cはそれぞれ7.9%，8.2%）であった者は，<7%，7～7.9%，≧9%の者と比べて，交絡因子調整後もADL低下および死亡リスクがもっとも低かった[10]．本研究は小規模で，対象が限られているため，このHbA1cが必ずしもフレイルの高齢者糖尿病の目標となるわけではないが，少なくともフレイルにおける血糖管理目標は，一般成人とは明らかに異なるものであることを示している．

2012年には，米国糖尿病学会（ADA）と米国老年医学会（AGS）から，高齢者糖尿病に関するコンセンサスレポートが発表され[11]，65歳以上の糖尿病患者におけるHbA1c目標値は個人の状況に応じて設定することが妥当との見解が示された（表2）．すべての患者でカテゴリーを明確に分けることは不可能であるとしながらも，フレイルでは，期待余命やADL低下が中等度の場合にはHbA1c<8.0%，期待余命が限定的あるいは高度の要介護状態の場合にはHbA1c<8.5%と緩めに設定する指針が示された．わが国の糖尿病学会のガイドラインにおいても，フレイルでは血糖コントロール目標をHbA1cで1%ほど高めに設定することや，血糖を下げすぎないように配慮するよう言及されている[12]．

高血圧管理

60歳以上の高齢者高血圧に対するいくつかの介入試験では，収縮期血圧を140mmHg前後まで改善させることにより，心血管イベントが減少することが報告されており，わが国の高血圧学会のガイドラインでは高齢者の血圧目標値140/90mmHg未満が設定された．75歳以上の高齢者への介入試験は少ないが，80歳以上を対象としたHYVET試験では1.8年間の追跡期間で介入群（降圧目標150/80mmHg）の到達血圧144/78mmHgが対照群の159/84mmHgと比較し，有意な心血管イベント・死亡リスクの減少が認められ[13]，このような結果を受けて，後期高齢者の血圧管理目標値は150/90mmHg未満とされた．ただし，拡張期血圧が70mmHg未満

表2 高齢者糖尿病の治療目標（米国糖尿病学会（ADA）と米国老年医学会（AGS）によるコンセンサスレポート）

患者の健康状態	治療の根拠（rationale）	HbA1c 目標値（再発・重度の低血糖や治療負担がない限りはより低い目標値を設定）	空腹時あるいは食前血糖値（mg/dl）	就寝時血糖値（mg/dl）
健康（併存する慢性疾患がない，認知機能または身体機能に問題がない）	期待余命が比較的長い	<7.5%	90〜130	90〜150
中等度の健康不良（複数の慢性疾患[a]の合併，手段的ADLの低下（軽度〜中等度の認知機能低下）	期待余命が中等度，治療による負担，低血糖，転倒リスクが高い	<8.0%	90〜150	100〜180
健康不良（長期治療または末期の慢性疾患[b]，または中等度〜重度の認知機能低下，要介護状態	期待余命が限定的，治療効果が不明	<8.5%[c]	100〜180	110〜200

[a] 慢性疾患とは薬物療法あるいは生活上の制限を必要とする重篤な状態をさし，関節炎やがん，うっ血性心不全，うつ病，肺気腫，転倒，高血圧，排尿障害，ステージⅢ以上の慢性腎臓病（CKD），心筋梗塞および脳卒中などが含まれる．ここでいう「複数」はこれらのうち3つ以上が合併している状態をさす．
[b] ステージⅢ〜Ⅳのうっ血性心不全あるいは酸素療法を必要とする肺疾患，透析療法を必要とするCKD，コントロール不能な転移性がんのいずれかが存在することは明らかな症状の悪化や機能状態の低下さらに期待余命の減少につながると考えられる
[c] HbA1c 8.5%は平均血糖値で表すと200mg/dl以内に相当する．目標血糖値をこれ以上緩和した場合，尿糖排泄上昇（glycosuria），脱水，高血糖高浸透圧症候群（HHS）および創傷治癒の遅延などの急性リスクが高まる可能性がある

（文献11より，一部改変）

の場合，心イベントリスクが増大するといった報告もあり，収縮期血圧および拡張期血圧の両者のバランスも重要と考えられる．

最近，フレイルの血圧管理に関して，米国国民健康栄養調査での65歳以上2,340名の約5年間にわたる追跡調査において，高血圧と死亡率との関連が歩行速度によって異なるといった非常に興味深い結果が報告された．歩行速度が0.8m/秒以上の高齢者高血圧（140mmHg以上）の死亡リスクは，非高血圧群と比べて，交絡因子調整後も35%有意に上昇していたが，フレイルと考えられる歩行速度が0.8m/秒未満では高血圧の有無による有意差が消失し，さらには6m歩行不能な高度フレイルでは，むしろ高血圧群で死亡リスクが62%も減少することが明らかとなった．この高度フレイルで認められた逆転現象は，心血管関連死についても同様の結果であり，さらに75歳以上，降圧薬治療中では，より強く認められた（図3）[14]．この研究は観察研究であるため，さらなる介入試験が必要ではあるが，歩行不能のような高度フレイルの者では血圧治療を行うことで，本来起こりえなかったリスクをかえってまねく可能性があり，とくに注意しなければならない．

その他の管理

脂質異常症に関しては，65〜74歳の前期高齢者に対する脂質治療の有効性はこれまでの研究で明らかとなっている．75歳以上の高コレステロール血症では，冠動脈疾患の二次予防としてのスタチンの有効性は示されているものの，一次予防に関してはいまだ有効性は確立されていない．一般的なフレイルの者は，低栄養や慢性疾患の影響により，低コレステロール血症が多いと考えられる．観察研究では，高齢者を対象として低コレステロール血症で死亡リスクが高いといった報告があるが，これは不健康で死亡リスクの高い

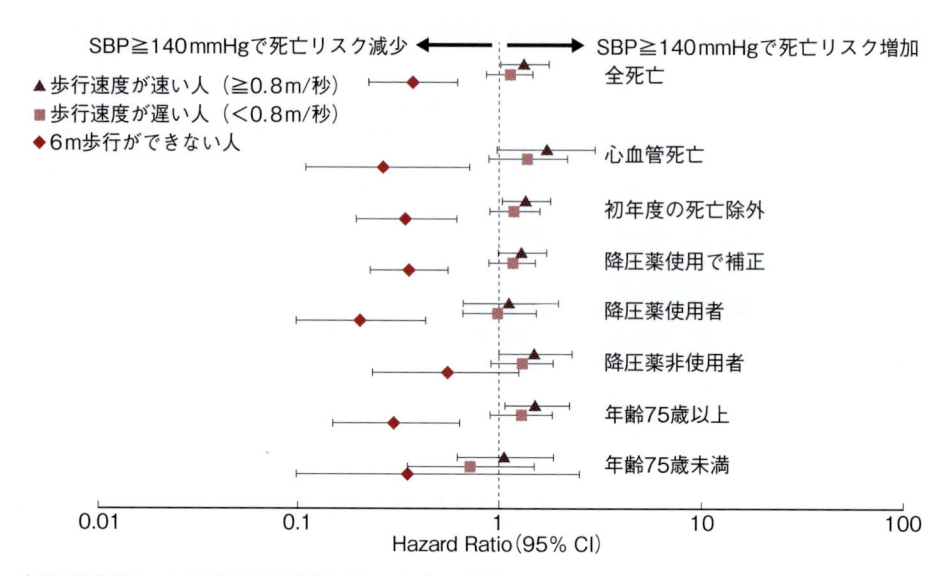

図3　歩行速度別による高血圧と死亡リスクとの関連

(文献14より)

フレイルの者による低コレステロール血症を反映しているためであり，現在はスタチンなどの介入による死亡率増加が起こるとは考えられていない[15]．

抗血小板薬の使用に関しては，転倒リスクが増加するフレイルにおいては，十分に出血性合併症に注意をして使用しなければならない．しかし，一方で，前述したようにフレイルは心血管病のリスクが高いことや，わが国における要介護の主原因である脳梗塞や血管性認知症を考慮するならば，動脈硬化リスクの高いものに対するアスピリンの使用はフレイルの予防という点において，有用である可能性もある．この点に関して，現在，はっきりとしたエビデンスが存在しないため，今後，わが国における研究報告が期待される．

管疾患にともなうフレイルの進行が考えられる．また，両者を併せもつ者は，とくに予後がわるく，薬物による治療効果も出にくいことから，治療適応を注意深く判断していく必要がある．フレイルはいまだ決まった評価法が確立されていないが，QOL (quality of life) にも直結した総合的機能評価であり，高齢者の治療目的が単なる延命でないことからも，今後の高齢者研究および医療におけるアウトカムとして中心的な役割となるべきものである．一方で，加齢変化としてのフレイルを起こしやすいハイリスク患者の選別と，その進行予防と治療についてはいまだ不明な点が多く，今後さらなるエビデンスの蓄積が必要である．

おわりに

フレイルと心血管疾患について解説した．両者は相互に密接に関連があり，その原因としては，①共通のリスクをもつこと，②心血

参考文献

1) Kaneko H, Yajima J, Oikawa Y, et al. Obesity paradox in Japanese patients after percutaneous coronary intervention：an observation cohort study. J Cardiol 2013；62 (1)：18-24.
2) Fried LP, Tangen CM, Walston J, et al. Cardiovas-

cular Health Study Collaborative Research Group. Frailty in older adults: evidence for a phenotype. J Gerontol A Biol Sci Med Sci 2001 ; 56 (3) : M146-156.

3) Afilalo J, Karunananthan S, Eisenberg MJ, et al. Role of frailty in patients with cardiovascular disease. Am J Cardiol 2009 ; 103 (11) : 1616-1621.

4) Khan H, Kalogeropoulos AP, Georgiopoulou VV, et al. Frailty and risk for heart failure in older adults : the health, aging, and body composition study. Am Heart J 2013 ; 166 (5) : 887-894.

5) Heitmann BL, Frederiksen P. Thigh circumference and risk of heart disease and premature death : prospective cohort study. BMJ 2009 ; 339 : b3292.

6) Walston J, McBurnie MA, Newman A, et al. Cardiovascular Health Study. Frailty and activation of the inflammation and coagulation systems with and without clinical comorbidities : results from the Cardiovascular Health Study. Arch Intern Med 2002 ; 162 (20) : 2333-2341.

7) Akishita M, Hashimoto M, Ohike Y, et al. Low testosterone level as a predictor of cardiovascular events in Japanese men with coronary risk factors. Atherosclerosis 2010 ; 210 (1) : 232-236.

8) Vigen R, O'Donnell CI, Barón AE, et al. Association of testosterone therapy with mortality, myocardial infarction, and stroke in men with low testosterone levels. JAMA 2013 ; 310 (17) : 1829-1836.

9) Bouillon K, Batty GD, Hamer M, et al. Cardiovascular disease risk scores in identifying future frailty : the Whitehall II prospective cohort study. Heart 2013 ; 99 (10) : 737-742.

10) Yau CK, Eng C, Cenzer IS, et al. Glycosylated hemoglobin and functional decline in community-dwelling nursing home-eligible elderly adults with diabetes mellitus. J Am Geriatr Soc 2012 ; 60 (7) : 1215-1221.

11) Sue Kirkman M, Briscoe VJ, Clark N, et al. Consensus Development Conference on Diabetes and Older Adults. Diabetes in older adults : a consensus report. J Am Geriatr Soc 2012 ; 60 (12) : 2342-2356.

12) 日本糖尿病学会編. 科学的根拠に基づく糖尿病診療ガイドライン 2013：南江堂；2013.

13) Beckett NS, Peters R, Fletcher AE, et al. HYVET Study Group. Treatment of hypertension in patients 80 years of age or older. N Engl J Med 2008 ; 358 : 1887-1898.

14) Odden MC, Peralta CA, Haan MN, et al. Rethinking the association of high blood pressure with mortality in elderly adults : the impact of frailty. Arch Intern Med 2012 ; 172 : 1162-1168.

15) 日本動脈硬化学会編. 動脈硬化性疾患予防ガイドライン 2012 年版：杏林舎；2012.

Part 3 フレイルと嚥下障害

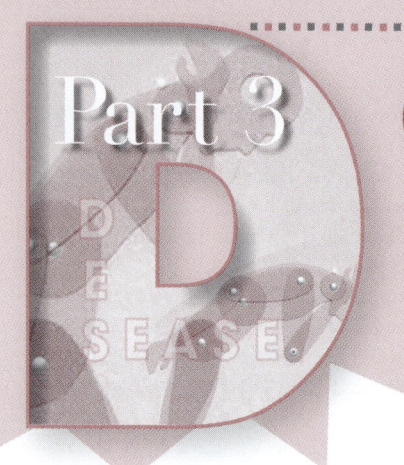

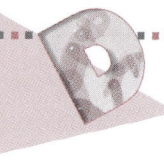

國枝顕二郎 — Kunieda, Kenjiro
藤島一郎 — Fujishima, Ichiro

はじめに

　先進諸国では高齢者人口の増加にともない高齢者への医療のあり方が問題となっているなか，日本は65歳以上の高齢者が21%を超える世界で唯一の超高齢社会となり，平成23年の日本人の死因統計では，肺炎は脳卒中を抜き死因の第3位となった[1]．
　フレイル（虚弱）はFriedら[2]によって提唱された概念で，「加齢にともなう種々の機能低下（予備能力の低下）を基盤とし，種々の健康障害に対する脆弱性（vulnerability）が増加している状態」とされるが，「身体機能低下（disability）」にはいたらないものとされている．フレイルは，disabilityや要介護にいたる前段階としてとらえられ，要介護状態を予防するうえでもこのフレイルの対策は大変重要な問題である．
　フレイル・サイクル[3]（p35 図1参照）のなかで嚥下障害は，低栄養や体重低下，サルコペニアや基礎代謝低下，消費エネルギー量の低下など，フレイル・サイクルを形成する各項目と密接に関係している．フレイルは健康障害に対する脆弱性が増加している状態とされるが，たとえば嚥下障害にともなう肺炎や低栄養などがdisabilityにいたる契機となりうることは想像に難くない．

　フレイルの診断項目には，①体重減少，②主観的活力低下，③握力の低下，④歩行速度の低下，⑤活動度の低下の5つの項目があるが，嚥下の観点からみるこれら5項目はいずれも嚥下障害と深くかかわっている．嚥下障害の診療では嚥下機能の評価や治療のみならず，適切な栄養管理や呼吸理学療法，運動療法など全身の管理も含まれているからである．
　嚥下障害の診療はフレイルそのものへの対策でもあり，フレイル・サイクルを考慮した包括的アプローチによる高齢者医療の実践であるともいえよう．本稿では加齢やフレイルにともなう嚥下障害の特徴について概説するとともに，その診断方法や治療について，当グループでの取り組みも紹介しながら述べることとする．

加齢による嚥下障害

　Presbyphagia[4]とは，加齢にともなう嚥下の変化であり，健常高齢者における嚥下機能の低下である．「presby」は老年・高齢者，「phagia」は嚥下を意味し，老人性嚥下機能低下をpresbyphagiaと呼ぶ．Presbyphagiaは嚥下の虚弱であり嚥下障害とは異なるが，presbyphagiaには，歯の消失，唾液生成の減少，顎の筋緊張の低下，結合組織弾力の喪失，舌運動の遅延，感覚機能の低下，構造の

変化（骨棘，狭窄，頸部や額の関節炎，姿勢の変化）などがあげられている．

Humbertら[5]は，加齢にともなって嚥下障害のリスクは増加するものの，健康な高齢者の嚥下は本質的には損なわれないとしている．またGroher[6]も加齢だけで嚥下障害が生じることはないが，嚥下障害発症のためのリスク因子となり，嚥下障害の原因（神経疾患など）の影響を増強する可能性があるとしている．このように，一般に単なる加齢では重度の嚥下障害（咽頭期嚥下の障害）は起こらないといわれており，経口摂取ができていれば，嚥下筋を常に使用しているため，四肢筋などと比較すると嚥下筋の筋萎縮などの影響は，遅い段階になると予想される．

Groherら[7]は，精神と身体の虚弱は嚥下障害の前駆症状，または嚥下障害の悪化要因でありうるとしている．また，虚弱高齢者では63％に咽頭残留，57％に喉頭侵入，17％に誤嚥を認めたとする報告があり[8]，虚弱患者，presbyphagiaの患者が嚥下障害を発症する誘発要因には，脳卒中，アルツハイマー病，パーキンソン病などの神経疾患や頭頸部の疾患，COPD，うっ血性心不全，免疫抑制状態，cachexiaなどの合併症，唾液を減少させる薬剤があげられている．

サルコペニアと嚥下障害

フレイルの重要な要素として筋肉量減少や筋力低下が知られている．また，これら筋肉量減少や筋力低下，身体機能低下で特徴づけられる老年症候群は，近年サルコペニアとして注目されている．葛谷[9]は，フレイルの中心的コンポーネントはサルコペニアであると述べている．両者の間には類似点が多く，サルコペニアの診断を受けた高齢者の多くはフレイルの定義に当てはまる対象者であり，サルコペニアはフレイルの筋肉からみた身体面での一要素と考えられる．

近年，サルコペニアと嚥下障害の関連も注目されている．加齢にともなう萎縮の著しい筋に嚥下筋を含む頸部筋群が含まれており[10]，サルコペニアの嚥下障害への影響は必須と考えられる．また，廃用性萎縮とサルコペニアの臨床像も類似しているが，両者は質的にかなり相違がある．しかしながら臨床的にそれをとらえることは容易ではなく，実際には両者は併存し相互に影響し合って進行するものと考えられる．筋は，その収縮特性から遅筋（Type Ⅰ）線維と速筋（Type Ⅱ）線維に分類されるが，廃用性の筋萎縮で筋線維の減少は遅筋（Type Ⅰ）優位の萎縮が起こり（速筋化），サルコペニアでは筋線維数が減少し，速筋（Type Ⅱ）に選択的な萎縮や遅筋化が起こる．嚥下筋は速筋が多く含まれ，たとえばオトガイ舌筋は前方が速筋線維，後方は遅筋線維が多い[11]など，速筋が多い嚥下筋に対するサルコペニアの影響は大きいものと思われる．

日常臨床において嚥下障害の原因がいまひとつはっきりしない症例が存在し，たとえば，高齢者（やせ形で虚弱体型）が，誤嚥性肺炎を契機に誘因なく嚥下障害をきたす症例をしばしば経験するが，このような症例で嚥下造影検査（VF）を行うと，咽頭収縮の減弱，食道入口部の開大不全といった所見を認め，嚥下リハの効果も乏しく治療に難渋することが多い．筆者らは，このような臨床像を呈する症例ではサルコペニアが関与しているのではと考えている．

最近発表されたアジアのサルコペニアコンセンサス論文[12]によるサルコペニア診断基

準では，筋力低下（握力低下）や身体機能低下（歩行速度低下）がみられた場合に筋肉量を測定し，筋肉量低下があればサルコペニアと診断することとなっている．サルコペニアは，高齢者の嚥下障害を考えるうえでも新たな視点として重要な位置を占めているものと思われるが，嚥下のサルコペニアに関する診断基準，評価方法，臨床的対応法で確立されたものはない．嚥下のサルコペニアの診断においても同様に，嚥下筋量の減少，嚥下筋の筋力低下，嚥下運動機能障害の診断が必須と思われるものの，その評価には課題は多く，多数の嚥下筋の筋量の計測，嚥下筋の筋力低下や嚥下運動機能低下を定量化する方法など，今後の研究の成果を待たねばならない．

四肢筋肉量と嚥下機能関連因子との検討

嚥下障害は多様な病態からなる症候群であるが，われわれはそのなかで筋肉量低下が関与する一群が存在することを想定している．嚥下筋の筋量低下は，全身の筋量低下と並行して進行する可能性が示唆されるため，二重X線吸収測定法（dual-energy X-ray absorptiometry；DXA）により求めた四肢筋量（骨格筋指数 SMI，skeletal muscle index（kg/m^2））が嚥下筋の筋量と相関関係にあるという仮説をもとに，四肢の筋量と嚥下機能の関連因子との関連性について検討した．

対象は浜松市リハビリテーション病院入院中の嚥下障害患者26名（男性19名，女性7名，平均年齢74.5 ± 8.7歳）のうち，一過性の嚥下障害を有する急性期の脳卒中や，局所的因子（頭頸部癌放射線治療後，内頸動脈剝離術後など），認知症などにより，測定項目の検討が十分に行えなかった症例を除外した16名（男性11名，女性5名）で，対象疾患は脳血管障害9名，肺炎3名，筋炎2名，その他2名，測定項目を舌圧，握力，頭部挙上回数，頭部挙上時間，栄養状態（Mini Nutritional Assessment；MNA®），退院時FILS（Food Intake LEVEL Scale）[14]とした．女性では有意な相関を認める項目はなかったものの，男性ではDXA法による四肢筋量と頭部挙上時間，MNA®との間に相関関係を認めた（図1，2，表2，3）．今後さらに症例を集めさらなる詳細な検討が必要と思われるが，四肢の筋量と嚥下機能との間に相関を認める測定項目が存在し，四肢の筋量と嚥下機能の関連因子との間の関連を検討したという意味では興味深い結果となった．サルコペニアではType I 線維の割合が増加するといわれており，頭部挙上時間が持久力を反映している可能性も示唆された．

表1 筋萎縮のタイプと骨格筋組織の変化

	サルコペニア	不活動性筋萎縮
筋萎縮の要因	加齢	活動量の低下
筋断面積	低下	低下
筋線維の萎縮	速筋線維優位に萎縮	遅筋線維優位に萎縮
筋線維数	減少	変化なし
筋線維タイプの移行	遅筋化（Type Ⅱ→Ⅰ）	速筋化（Type Ⅰ→Ⅱ）

（文献13より）

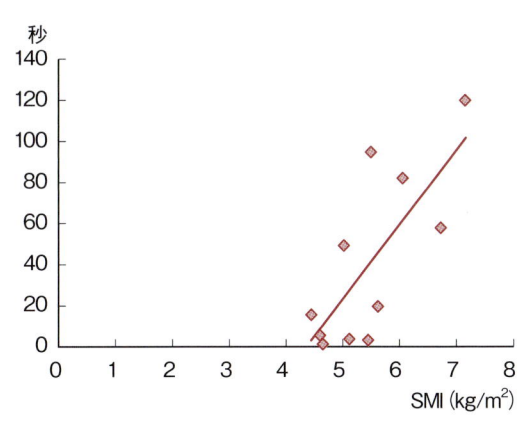

図1 SMIと頭部挙上時間（男性11名）

図2 SMIとMNA（男性11名）

表2 男性11名

	相関係数	p値
握力	0.618	0.043
舌圧	0.452	0.260
頭部挙上時間	0.682	0.021
頭部挙上回数	0.376	0.254
MNA	0.927	0.000
退院時FILS	0.410	0.211

$p < 0.05$

表3 女性5名

	相関係数	p値
握力	0.667	0.219
舌圧	−0.200	0.747
頭部挙上時間	0.667	0.219
頭部挙上回数	0.667	0.219
MNA	0.600	0.285
退院時FILS	0.359	0.553

$p < 0.05$

嚥下障害のスクリーニング，検査

　フレイルにおいては嚥下障害を予防する考え方が重要であり，嚥下障害のスクリーニングはたいへん重要である．

　スクリーニングテストとスクリーニングに役立つモニターについて表4にまとめた．詳細は成書に譲るが，スクリーニングテストの誤嚥検出における感度・特異度には限界があり，ハイリスク例にはより詳細な評価が必要となる．さらなる精査が必要となった場合の嚥下機能検査として，嚥下内視鏡検査（videoendoscopic examination of swallowing；VE）と嚥下造影検査（videofluoroscopic examination of swallowing；VF）が代表的で

表4 嚥下障害のスクリーニングテストとモニター

- 反復唾液飲みテスト（Repetitive Saliva Swallowing Test；RSST）：口腔内を湿らせた後に，空嚥下を30秒間繰り返す（「できるだけ何回もごっくんと唾液を飲み込むことを繰り返してください」と説明する）．2回/30秒以下で異常とし，誤嚥との相関がある．
- 水飲みテスト：2, 3mlで様子をみて，安全を確認した後30mlの水を嚥下．5秒以内にむせなく飲めれば正常．それ以外は嚥下障害疑いあるいは異常とする．口への水の取り込み，咽頭への送り込み，誤嚥の有無を評価する．
- ＊改訂水飲みテスト：冷水3mlを嚥下．むせや呼吸切迫，湿性嗄声などを異常と判断．30mlの水では誤嚥が多く危険と判断される症例に対しても安全に実施できる．
- 頸部聴診：輪状軟骨の側方に聴診器を当てて，嚥下音および呼吸音を聴取．嚥下前後で呼吸音の変化があれば，誤嚥および咽頭残留ありと判断．摂食場面で用いたり，前述の水飲みテストに併用するとよい．

・パルスオキシメーター：水飲みテストや摂食場面で併用する．SpO_2 90%以下あるいは初期値より1分間の平均が3%以上低下した場合，嚥下障害ありと判断．

あるが，そのほかにも，嚥下圧検査や咽喉頭の感覚障害を検出する咽頭感覚検査[15]などがある．

筆者らは，外来や病棟では反復唾液飲みテスト，水飲みテスト，改訂水飲みテストや頸部聴診を比較的よく用いている．また，病棟では看護師が嚥下障害のスクリーニングに水飲みテスト，改訂水飲みテストを利用しており，異常がみられた場合はリハビリ科医師や言語聴覚士に嚥下機能評価依頼がくるようにしている．

効率よく問診を行うために筆者らが使用している質問紙を図3に示す．これは15項目からなり，肺炎の既往歴，栄養状態，咽頭期，口腔期，食道期，声門防御機構などが反映されるようになっている．Aに1つでも回答があったものを「嚥下障害あり」と判定し，「Bにはいくつ回答あり」でも「嚥下障害疑

表5　簡易嚥下テストの検出率[16]

名称	感度(%)	特異度(%)
①反復唾液飲みテスト (RSST)	80〜98	39〜87
②水飲みテスト	27〜85	50〜88
③ $SpO_2 > 2\%$ 以上の低下	56〜87	39〜97
④②水飲みテスト＋③ SpO_2	73〜98	63〜76

摂食嚥下に関する質問紙

氏名　　　　　　　　　　　　　　年齢　　歳　　　　平成　　年　　月　　日
　　　　　　　　　　　　　　　　回答者：本人・配偶者・(　　　　)

あなたの嚥下（飲み込み，食べ物を口から食べて胃まで運ぶこと）の状態についていくつかの質問をいたします．ここ2, 3年から最近のことについてお答え下さい．
いずれも大切な症状ですので，よく読んでA, B, Cのいずれかに丸をつけて下さい．

1. 肺炎と診断されたことがありますか？　　　　　　　　　A. 繰り返す　　B. 一度だけ　　C. なし
2. やせてきましたか？　　　　　　　　　　　　　　　　　A. 明らかに　　B. わずかに　　C. なし
3. 物が飲み込みにくいと感じることがありますか？　　　　A. しばしば　　B. ときどき　　C. なし
4. 食事中にむせることがありますか？　　　　　　　　　　A. しばしば　　B. ときどき　　C. なし
5. お茶を飲むときにむせることがありますか？　　　　　　A. しばしば　　B. ときどき　　C. なし
6. 食事中や食後，それ以外の時にものどがゴロゴロ
　（痰がからんだ感じ）することがありますか？　　　　　A. しばしば　　B. ときどき　　C. なし
7. のどに食べ物が残る感じがすることがありますか？　　　A. しばしば　　B. ときどき　　C. なし
8. 食べるのが遅くなりましたか？　　　　　　　　　　　　A. たいへん　　B. わずかに　　C. なし
9. 硬いものが食べにくくなりましたか？　　　　　　　　　A. たいへん　　B. わずかに　　C. なし
10. 口から食べ物がこぼれることがありますか？　　　　　A. しばしば　　B. ときどき　　C. なし
11. 口の中に食べ物が残ることがありますか？　　　　　　A. しばしば　　B. ときどき　　C. なし
12. 食物や酸っぱい液が胃からのどに戻ってくることがありますか？　A. しばしば　B. ときどき　c. なし
13. 胸に食べ物が残ったり，つまった感じがすることがありますか？　A. しばしば　B. ときどき　c. なし
14. 夜，咳で眠れなかったり目覚めることがありますか？　　A. しばしば　　B. ときどき　　c. なし
15. 声がかすれてきましたか？（がらがら声，かすれ声など）A. たいへん　　B. わずかに　　c. なし

図3　聖隷式嚥下質問紙

表6　藤島式　嚥下体操セット

①	食べる前の準備体操	意義：頸部の緊張をとり嚥下をスムーズにする
②	嚥下おでこ体操	意義：嚥下筋力強化
③	ペットボトルブローイング	意義：嚥下改善，呼吸改善，鼻咽腔閉鎖機能，口唇閉鎖機能改善
④	アクティブサイクル呼吸法	意義：咳嗽力強化，咽頭感覚改善
⑤	発声訓練	方法：カラオケでも朗読でもよい，なるべく大きな声を出す

①を毎食前に実施（1～2分）
②～⑤を毎日1～3セット

い」ないし，「臨床上問題ないレベル」と判定する（信頼性：Cronbachのα係数0.847，感度：92％，特異度：90.1％）．忙しい外来や，人手の少ない施設などでスクリーニングとして役立つ．

嚥下障害の予防・治療

　高齢者の嚥下障害の治療目的の一つとして肺炎の予防があり，姿勢（リクライニング角度の調整，頸部前屈，頸部回旋など）や食形態の調整などの代償法がしばしば用いられる．嚥下訓練は，実際の食物を利用する「直接訓練」と，食物を利用しない「間接訓練」に分けられるが，運動学習の課題特異性の原理の考えから「嚥下障害治療の最良の方法は嚥下させること[17]」とされ，食物を用いた直接訓練はフレイルの嚥下障害の予防，および嚥下障害の治療においてもたいへん重要である．

　フレイルの中心的要素には筋肉量低下・筋力低下があり，レジスタンストレーニングを中心とした運動療法と適切な栄養管理が大切である．

　レジスタンストレーニングの具体的な方法は嚥下リハの成書を参照されたいが，代表的な間接訓練である頭部挙上訓練[18]は，頭部の等尺性運動と等張性運動を組み合わせて舌骨上筋の筋肉を鍛える訓練である．また舌の等尺性運動[19]は，舌の筋力増強により嚥下圧，気道保護，舌体積に関連するとされる．

　聖隷嚥下チームでは，筋肉量低下や筋力低下が関与する嚥下障害の予防効果も期待して，嚥下体操をセットにして指導しており（表6），フレイルの嚥下障害の予防にたいへん有効であると思われる．これは嚥下訓練時や食事開始前に行う準備運動で，口腔器官の運動エクササイズ，嚥下おでこ体操，ペットボトルブローイング，頸部ストレッチ，深呼吸（口すぼめ呼吸），咳嗽訓練などが含まれるが，従来のストレッチや関節可動域訓練のみならず，嚥下おでこ体操といったレジスタンストレーニングも含まれている点が特徴的で，筋肉量低下や筋力低下が関与した嚥下障害の予防に有効である可能性がある．浜松市リハビリテーション病院のホームページ[20]や，聖隷嚥下チームの「嚥下障害ポケットマニュアル第3版」[21]にも掲載されているので，ぜひ参照されたい．嚥下体操セットのDVDも作成しており，あらゆる施設で利用できるように無料（連絡先※）での配布も行っている．なお，浜松摂食嚥下研究会のHPには短縮版が動画 up されている．

https://hama-enge.net

※連絡先：ifujishima @sis.seirei.or.jp

表7 摂食・嚥下障害患者における摂食状況のレベル (Food Intake LEVEL Scale；FILS)

経口摂取なし	1	嚥下訓練を行っていない
	2	食物を用いない嚥下訓練を行っている
	3	ごく少量の食物を用いた嚥下訓練を行っている
経口摂取と代替栄養	4	1食分未満の（楽しみレベルの）嚥下食を経口摂取しているが代替栄養が主体
	5	1〜2食の嚥下食を経口摂取しているが代替栄養も行っている
	6	3食の嚥下食経口摂取が主体で，不足分の代替栄養を行っている
経口摂取のみ	7	3食の嚥下食を経口摂取している
	8	特別食べにくいものを除いて，3食経口摂取している
	9	食物の制限はなく3食を経口摂取している
	10	摂食・嚥下障害に関する問題なし

　口腔ケアの重要性は強調しても，しすぎることはない．経口摂取をしていない患者も含めて口腔ケアは全患者において重要である．口腔ケアは，口腔内を清潔にして口腔内感覚の改善や唾液分泌の調節など口腔環境を改善することにより肺炎の発症率を約半分に減少させる[22]が，さらに，嚥下反射や咳反射を改善する効果[23]や，認知症患者の認知機能を改善する効果もあるとされる[24]．誤嚥性肺炎は不顕性誤嚥の関与が大きく絶食患者にも発生するが，口腔ケアは不顕性誤嚥対策としても重要である．

　呼吸理学療法や運動療法も，嚥下障害の診療においてはたいへん重要である．嚥下障害における呼吸理学療法は，呼吸機能に直接的に働きかけることにより嚥下機能にも好影響を与えることを期待して行われ，重症例から軽症例までほとんどの患者で適応になる．排痰法や呼吸訓練，姿勢管理などを組み合わせて対応することで，呼吸機能の維持・改善および誤嚥性肺炎の予防を行い，摂食・嚥下のサポートとなる．全身の筋力，体力，関節運動，基本動作に着目した運動療法の実施は，嚥下機能においても間接的効果をもたらすことが多い[25]．

　摂食・嚥下障害患者の摂食状況を客観的に評価するツールとして Food Intake LEVEL Scale（FILS）[14]（表7）がある．筆者らの施設では，嚥下障害のリスクを有する患者も含め嚥下障害患者全員の摂食状況を医師，歯科医師，病棟看護師，栄養士，言語聴覚士，歯科衛生士など多職種が集まる嚥下カンファランスで毎週評価を行っている（脳卒中治療ガイドライン 2015．グレード A）．その際，患者の摂食状況はもちろん，栄養状態，嚥下訓練の内容，身体活動度，今後の方針などについて多職種で方針の確認を行い，必要に応じて嚥下造影検査の動画をみたりしながら治療方針の確認や決定をしている．嚥下障害の診療においては，このような多くの医療職による transdisciplinary approach（多職種融合）がたいへん重要である．また，FILS は院外の各医療機関の情報交換ツールとしても使用できる．

おわりに

　すべての疾患に共通することであるが，予防こそがフレイルにはもっとも大切である．嚥下障害の診療はフレイルそのものへの対策であり，フレイル・サイクルを考慮した包括的アプローチの実践であるといえる．

参考文献

1) 厚生労働省．平成23年人口動態統計月報年計（概数）の概況．http://www.mhlw.go.jp/toukei/saikin/hw/jinkou/geppo/nengai11/
2) Fried LP, Ferrucci L, Darer J, et al. Untangling the concepts of disability, frailty, and comorbidity：implications for improved targeting and care. J Gerontol A Biol Sci Med Sci 2004；59：255-263.
3) Xue QL, Bandeen-Roche K, Baradhan R, et al. Initial manifestations of frailty criteria and the development of frailty phenotype in the Women's Health and Aging Study Ⅱ. J Gerontol A Biol Sci Med Sci 2008；63：984-990.
4) Nogueira D, Reis E. Swallowing disorders in nursing home residents：how can the problem be explained? Clin Interv Aging 2013；8：221-227.
5) Humbert IA, Robbins J. Dysphagia in the Elderly. Phys Med Rehabil Clin N Am 2008；19：853-866, ix-x.
6) Groher ME, Crary MA（高橋浩二監訳）．成人の正常嚥下機能．Groher & Crary の嚥下障害の臨床マネジメント：医歯薬出版；2011, p22-40.
7) Groher ME, Crary MA（高橋浩二監訳）．成人の正常嚥下機能．Groher & Crary の嚥下障害の臨床マネジメント：医歯薬出版；2011, p180-186.
8) Butler SG, Stuart A, Leng X, et al. The relationship of aspiration status with tongue and handgrip strength in healthy older adults. J Gerontol A Biol Sci Med Sci 2011；66：452-458.
9) 葛谷雅文：サルコペニアと虚弱．栄養・運動で予防するサルコペニア：医歯薬出版；2013, p16-20.
10) 石井直方．運動とサルコペニア予防の関係：サルコペニアの基礎と臨床（鈴木隆雄監修）：真興交易医書出版部；2010, p155-162.
11) 苅安 誠．嚥下・音声機能の改善の為の相互乗り入れリハビリテーション訓練変法．音声言語医 2009；50：210.
12) Chen LK, Liu LK, Woo J, et al. Sarcopenia in Asia：consensus report of the asian working group for sarcopenia. J Am Med Dir Assoc 2014；15：95-101.
13) 町田修一，黒坂光寿．サルコペニアの基礎と臨床．鈴木隆雄 監修：真興交易医書出版部；2011, p22-23.
14) Kunieda K, Ohno T, Fujishima I, et al. Reliability and validity of a tool to measure the severity of dysphagia：The Food Intake LEVEL Scale. J Pain Symptom Manage 2013；46（2）：201-206.
15) 石橋敦子，藤島一郎，高橋博達，ほか．咽喉頭の感覚検査―摂食・嚥下障害の評価法として．臨床リハ 2007；16：738-742.
16) Bours GJJW, Speyer R, Lemmens J, et al. Bedside screening tests vs. videofluoroscopy or fibreoptic endoscopicevaluation of swallowing to detect dysphagia in patients with neurological disorders；systematic review. J Advan Nursing 2009；65：477-493.
17) Groher ME, Crary MA（高橋浩二監訳）．成人の治療．Groher & Crary の嚥下障害の臨床マネジメント：医歯薬出版；2011, p277-312.
18) Shaker R, Kern M, Bardan E, et al. Augmentation of deglutive upper esophageal sphincter opening in the elderly by exercise. Am J Physiol 1997；272：G1518-1522.
19) Robbins J, Kays SA, Gangnon RE, et al. The effects of lingual exercise in stroke patients with dysphagia. Arch Phys Med Rehabil 2007；88：150-158.
20) http://www.hriha.jp/section/6_501661d33c819/6_5074f7cb10b62/index.html
21) 聖隷嚥下チーム．嚥下障害ポケットマニュアル第3版：医歯薬出版；2011, p292.
22) Yoshino A, Ebihara T, Ebihara S, et al. Daily oral care and risk factors for pneumonia among elderly nursing home patients. JAMA 2001；286（18）：2235-2236.
23) Watando A, Ebihara S, Ebihara T, et al. Oral care and cough reflex sensitivity in elderly nursing home patients. Chest 2004；126：1066-1070.
24) Kikutani T, Yoneyama T, Nishiwaki K, et al. Effect of oral care on cognitive function in patients with dementia. Geriatr Gerontol Int 2010；10：327-328.
25) 聖隷嚥下チーム．嚥下障害ポケットマニュアル第3版：医歯薬出版；2011, p152-171.

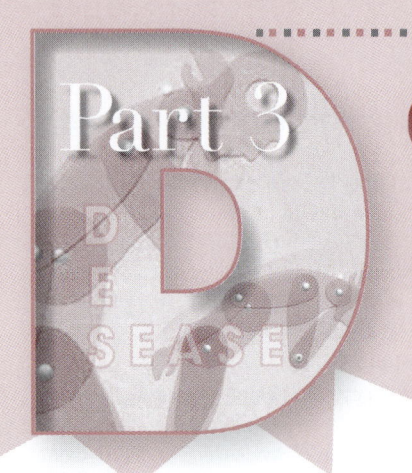

Part 3 フレイルと運動器疾患

原田　敦 — *Harada, Atsushi*

はじめに

超高齢社会の先頭をひた走るわが国は，国民が単なる生存寿命の延長ではなく，健康寿命の延長をめざす社会に急速に変化しつつある．それに応じて，年齢とともに進行するさまざまな機能の低下についての見直しが進み，老年学からは，健康障害や生活機能障害を生じやすい高齢者群に対して，"高齢による衰弱"と片づけずに，1990年頃から，フレイル（frailty）という概念が使用されはじめ，それが多くの高齢者が普遍的に有する病態であると，年々注目を集めるようになってきた．

フレイルは，高齢者にとって深刻な問題で，その重要性が徐々に認識されつつある病態で，相互に関連する多くの生理機能が加齢により累積的に減退することにより生じる老年症候群であり，ホメオスターシスの障害やストレス対応能の減少をともなう．そして，フレイルにより転倒，入院，施設入居，死亡などの有害な転帰をとる可能性が高くなるとされる[1]．そもそもフレイルは，身体的な側面はもちろん，精神・神経的な，および社会・経済的な側面も含む幅広く深い概念であるとされる．そのうちで，運動器疾患が直接かかわるのは，身体的フレイルである（図1）．身体的フレイルに陥ると，動物にもっとも根源的な"動く"能力に悪影響がもたらされ，歩行能力やADLが低下するため，それに応じた支援や介護を受けないと生存できない状況となる．

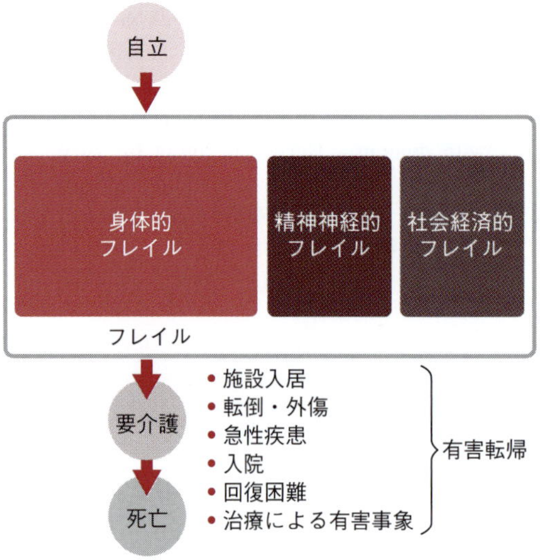

要介護化と運動器

上記のような依存状態に対して，わが国では，2000年から施行されている介護保険制度によって，要支援や要介護と認定され，必要な介護サービスが提供されている．介護認定を受けた高齢者における介護が必要になっ

図1　フレイルの概念

た原因の調査をみると，23%ともっとも大きな割合を占めているのは，関節疾患や骨折・転倒，脊髄損傷などの運動器疾患である．この傾向は女性でとくに顕著である．ちなみに，脳血管障害は22%，認知症は14%，高齢による衰弱は14%である[2]．このようにわが国では，運動器疾患が要支援から要介護の主因の一つであるが，そのうち，関節疾患では，可動域制限や変形などの症候のほかに，膝痛や腰痛などの痛みが症状の主役であることが多く，骨折・転倒でも骨折や打撲傷による痛みで移動能力が著しく低下する状態をきたすことが多い．一方，高齢による衰弱のなかには，筋量と筋力の低下のみで移動能力低下に陥って，痛みなどの自覚症状はないサルコペニアが含まれているものと予想される．したがって，サルコペニアも運動器疾患に入るので，運動器疾患が原因の要支援・要介護の割合は実際にはさらに多いものであろうと思われる．

ロコモティブシンドロームとは

介護保険制度の発足後，運動器疾患が要介護化の大きな原因であることが明らかになり，しかも増加の一途を辿る状況に，日本整形外科学会は，フレイルという概念が登場してから15年以上遅れて，2007年にロコモティブシンドローム（以下，ロコモと略す）の概念を提唱した．2007年は日本が超高齢社会に突入した年であり，人類が経験したことのない社会構造の変動に日本の未来を見据えて対応したものと考えられる．

当初の定義は運動器の障害による要介護の状態や要介護リスクの高い状態であった[3]．すなわち，要介護化リスクの原因として運動器障害という幅広い疾患を包含する表現を使用し，重症度は歩行機能の低下で判定する．歩行速度を有力な指標としており[3]，ロコモにおける歩行移動能力の重要性が強調されていた．2013年6月の改訂では，その定義は運動器の障害のために移動能力の低下をきたして，要介護になったり，要介護になる危険の高い状態と，移動能力の低下が明確に記載され，いっそう理解しやすい概念に発展してきている[4]．

このようにロコモは高齢者における移動能力を重要なアウトカムに位置づけており，基礎となっている組織は，骨，軟骨，筋肉，神経があげられ，これらはいずれも加齢とともに量的減少と質的劣化が進み，あるレベルを超えると，骨には骨粗鬆症，軟骨には変形性関節症，筋肉にはサルコペニアなどが基礎疾患として生じて，重大な運動機能低下をもたらし，要介護リスクを上昇させ，ロコモに該当するようになる．加えて，膝痛や腰痛，あるいは転倒骨折などのイベントが生じれば，要介護化は加速することになる（図2）[3,4]．

ロコモの早期発見・診断

ロコモの早期発見には，そのために作成されたロコチェックで自己評価する．7つの質問のうち1つでも該当すると，ロコモの疑いがあるとされる[3,4]．

ロコモの診断は，年代相応の移動能力を維持できているかで判定する．そのために開発されたのがロコモ度テストで，立ち上がりテスト，2ステップテスト，ロコモ25質問の3つのテストからなり，1つでも性別年代相応値より劣る場合には，ロコモと診断される[4]．すなわち，歩行速度，筋力，筋肉量で診断されるサルコペニアが類似した概念ととらえがちであるが，サルコペニアは筋肉量減少で診断される筋肉限定の疾患であり，ロコ

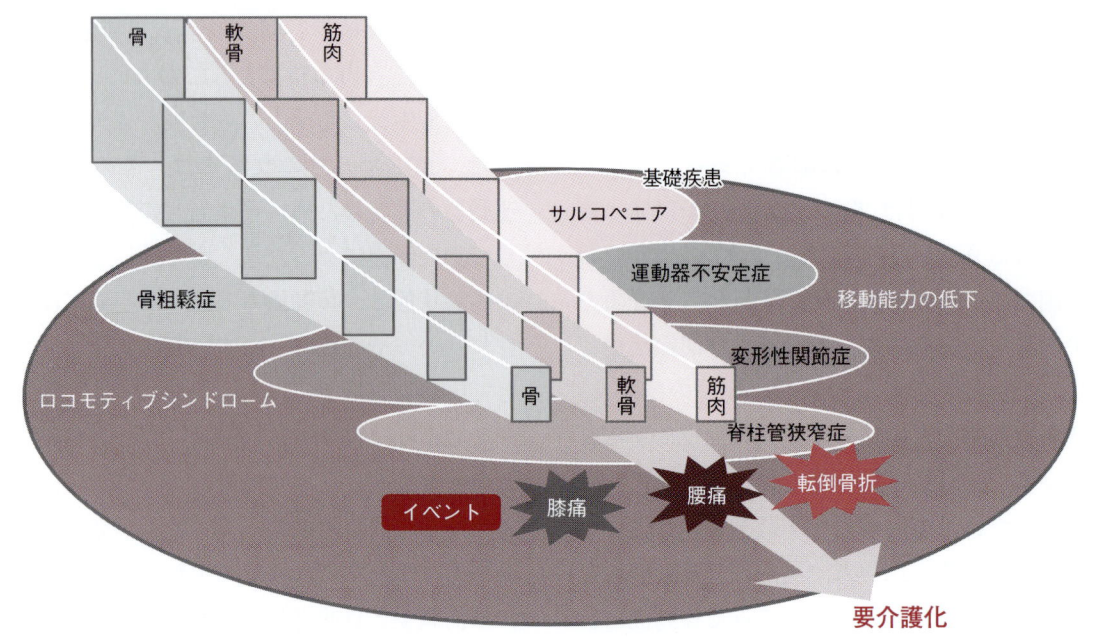

図2　ロコモティブシンドロームの概念

モは運動器全体に及ぶもっと広い概念で，骨，筋肉，軟骨などの運動器基礎疾患によって移動能力の病的低下をきたした病態を意味している．

身体的フレイルとロコモティブシンドローム，運動器疾患の関係

　年齢とともに進行する，認知や社会面も含めたさまざまな機能の低下を表現する用語として，フレイルという概念が生まれた．その主体を占める身体的フレイルでは，サルコペニアを主要要因として移動能力の低下にいたると考えられているが，そこには疼痛や関節機能を移動能力の低下と密接に関連する要因として含める構造にはなっていない．一方，ロコモという概念では，疼痛や関節脊椎機能が主要要因として取り上げられている．しかし，サルコペニアは原因疾患の一つになっているものの，整形外科医やリハビリテーション医にはなじみのない状況である（図3-1）．

今後は，高齢者のさまざまな衰えを全人的にとらえるためには，身体的フレイル＝ロコモという理解が進み，それに整合性のある発展的融合が期待される（図3-2）．

身体的フレイルと関連する運動器疾患の予防と治療

　変形性関節症のなかでもっとも多く，受診率が高いのは変形性膝関節症であるが，もっとも重篤なのは変形性股関節症である．予防や治療としては，関節に加わる力学的負荷を体重や補装具，運動制限などで制御する，ストレッチ，筋力，関節可動域の訓練による運動療法，体操や教育などの基礎療法が重要である．痛みには急性期と慢性期で使い分けながらの薬物療法，温熱療法，それで奏効しない場合には，関節内にヒアルロン酸やステロイド剤の注入も有効である．これらの保存治療で改善しない場合は，手術の適応となると，高齢者では人工関節置換術が行われるこ

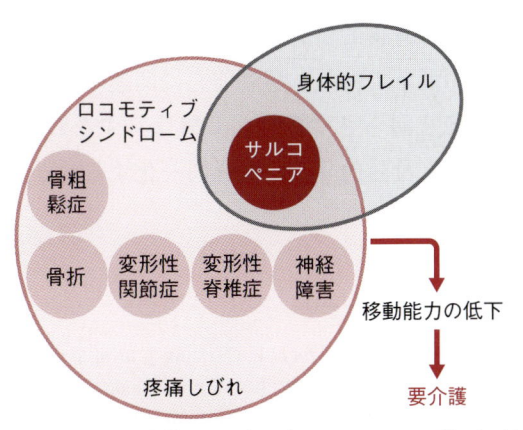

図 3-1 身体的フレイルとロコモティブシンドローム，運動器疾患の関係

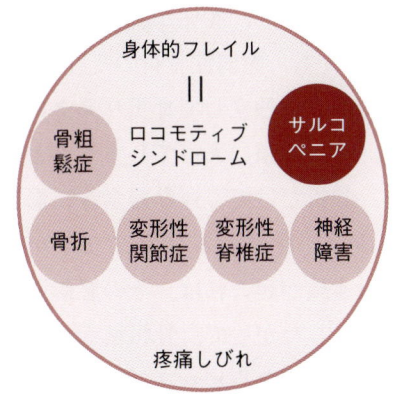

図 3-2 身体的フレイルとロコモティブシンドローム，運動器疾患の将来的な関係

とが多い．人工関節置換術は標準化された術後成績が安定した方法と評価されている．その術後成績には，前期高齢者と後期高齢者では差はなく，年齢による制限はないとされている[5]．

変形性脊椎症は，脊椎の椎間板や椎間関節が変形性関節症に陥った疾患で，腰痛の要因となる．ただ，後述するように脊柱管の狭窄が合併していなければ，腰痛や前弯減少や側弯などの脊柱変形が症状の主体となり，予防や治療としては，関節症と同様に，負荷の制御，運動療法，基礎療法が基本で，痛みにはコルセットなどの装具療法や薬物療法，それで奏効しない場合には，温熱療法などの保存的方法が有効である．変形性脊椎症だけで手術適応となることはほとんどない．しかし，変形性脊椎症に脊柱管が狭小化して脊髄などの神経圧迫症状が加わると，脊柱管狭窄症と呼ばれ，下肢の痛みやしびれなどで歩行能力低下が生じる．10年で50～70％は保存的に疼痛が軽減し，その自然経過は比較的良好とされるが，20～40％は手術になっている[6]．保存治療では，変形性脊椎症に対するものに加えて，プロスタグランジンE1製剤による薬物療法が有効であると，狭窄による被圧迫神経に神経ブロックを行うことも有効である．これらの保存治療も奏効しない場合は，手術の適応となり，除圧術や脊椎固定術などが選択される．その有効性は人工膝関節手術に劣らないとされている[6]．

骨粗鬆症は沈黙の疾患とされ，骨強度が低下するだけでは，無症状である．予防と治療としては，カルシウムとビタミンD摂取を中心とした栄養療法，関節症とは逆に骨に力学的負荷を加える運動療法が有効である．骨粗鬆症と診断された場合は，高いレベルのエビデンスを有する骨粗鬆症薬剤が多種使用できる状況なので，それらによる薬物療法で脆弱骨折リスクを減少させる．また，骨折リスクの低減には，骨粗鬆症治療に加えて，転倒に関する内的要因や外的要因を評価したうえで，可変因子には対策を講じて転倒予防を図る[7]．

骨折を起こしてしまった場合は，まずその治療を保存的であれ，手術的であれ，治療ゴールに合わせて選択して実施する．代表的な脆弱性骨折である大腿骨近位部骨折では，標準医療を尽くしても骨折前より1レベル劣

る回復にとどまり，20％が寝たきりとなっている[8]．しかも，脆弱性骨折の既往があると，加齢や骨量とは独立して骨折リスクはさらに上昇し，骨折連鎖に入ってしまうことは珍しくない．骨折だけでも運動器全体に影響してフレイルを悪化させる状況になるが，加えて，骨折連鎖が起これば，その悪影響は計りしれない．したがって，骨粗鬆症の治療の強化や継続，さらなるヒッププロテクターなども含めた転倒予防の強化が求められる[7]．

サルコペニアについては，別項を参照されたい．

おわりに

身体的フレイルに運動器疾患がどこまで関与しているのか？という問いには，移動能力に関連するすべての運動器疾患が関与すると答えることになる．身体的フレイルの原因疾患をサルコペニアだけに限定しようとすれば，超高齢社会で増加し続ける身体的フレイルで悩む高齢者に，到底対応できないと考えられる．身体的フレイルのポイントは，移動能力の低下であり，移動能力に関連する運動器疾患を漏らさず包含する概念，すなわち，ロコモと身体的フレイルを同一化するべきと考えられる．

参考文献

1) Bergman H, Ferrucci L, Guralnik J, et al. Frailty：an emerging research and clinical paradigm-issues and controversies. J Gerontol A Biol Sci Med Sci 2007；62：731-737.
2) 厚生労働省ホームページ．平成23年国民生活基礎調査 http://www.mhlw.go.jp/toukei/saikin/hw/k-tyosa/k-tyosa11/dl/12.pdf
3) Nakamura K. The concept and treatment of locomotive syndrom：its acceptance and spread in Japan. J Orthop Sci 2011；16：489-491.
4) 公益社団法人日本整形外科学会/ロコモチャレンジ！推進協議会．ロコモパンフレット2013年度版．平成25年6月1日発行．
5) 渡邊敏文，関矢一郎，宗田 大．高齢者の自立を支える人工膝関節置換術．Clin Calcium 2012：2：557-563.
6) 日本整形外科学会，日本脊椎脊髄病学会編．腰部脊柱管狭窄症診療ガイドライン2011年版．
7) 日本骨粗鬆症学会，日本骨代謝学会，骨粗鬆症財団．骨粗鬆症の予防と治療ガイドライン2011年版．
8) 日本整形外科学会，日本骨折治療学会．大腿骨頸部/転子部骨折診療ガイドライン2011年版．

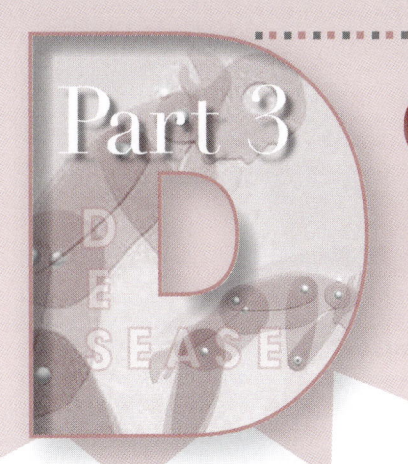

Part 3 フレイルとCOPD

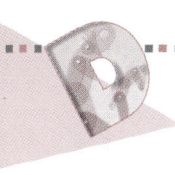

千田一嘉 — Senda, Kazuyoshi

はじめに：慢性全身性炎症性疾患としてのCOPDにおけるフレイル（虚弱；frailty）

COPD（chronic obstructive pulmonary disease；慢性閉塞性肺疾患）はタバコ煙の長期吸入曝露による不可逆な気流閉塞と定義される呼吸器疾患である[1]．COPDの障害は呼吸器系のみにとどまらず，慢性全身性炎症性疾患（chronic systemic inflammatory syndrome）として，骨格筋の障害・異常（消耗・枯渇；muscle wastingとも記載される），カヘキシア（cachexia；悪液質），虚血性心疾患，慢性心不全，骨粗鬆症，糖尿病，メタボリック症候群，貧血，抑うつなどの全身併存症（systemic co-morbidity）をきたす[2,3]（図1）．

フレイル（虚弱；frailty）は，老化にともない累積的にさまざまな身体機能が低下する（decline in physiological systems），あるいは予備能力（homoeostatic reserves）が減少することを基盤とする，種々の健康障害（身体機能障害；disabilityから要介護；dependency，さらには死に至る）に対する脆弱性が増加している状態と定義され，人口高齢化に対する医療，社会の最大の問題とされる[4,5]．フレイルには予防的介入や医療・介護（ケア）による可逆性があるが，身体機能障害以降は不可逆となる．フレイルにはその危険因子群に対する予防医学的なアプローチから，人生の最終段階（end of life）に進行した際の症状緩和まで，持続的かつ一貫した包括的なケア体制の構築が期待されている[6]（図2）．

高齢者の脆弱な（vulnerable）状態をさすフレイル，併存症と生活機能障害の三者を厳密に区別することは，実地臨床の場では困難であることも多い．本稿では症状，徴候，臨床検査値，併存症と機能障害における欠点（deficit）が累積した結果をフレイルとするcumulative deficit modelの立場がとられている[4]．原発性フレイルとは，加齢にともない特定の疾患群や身体機能障害とは直接的には関連することなく生じるものである．二次性フレイルはCOPDなどの慢性疾患（併存症）にともなうもので，併存症と二次性フレイルの強い関連が指摘されてきた．併存症を患う患者群，とくにCOPDにおけるフレイルを論じた報告は数多くはないが，COPD患者はほかの進行した慢性疾患群よりフレイルをともないやすいとする文献もある[7]．本稿ではCOPDの二次性フレイルについて，COPDの併存症の表現型（phenotype）の一つとして考察されている．

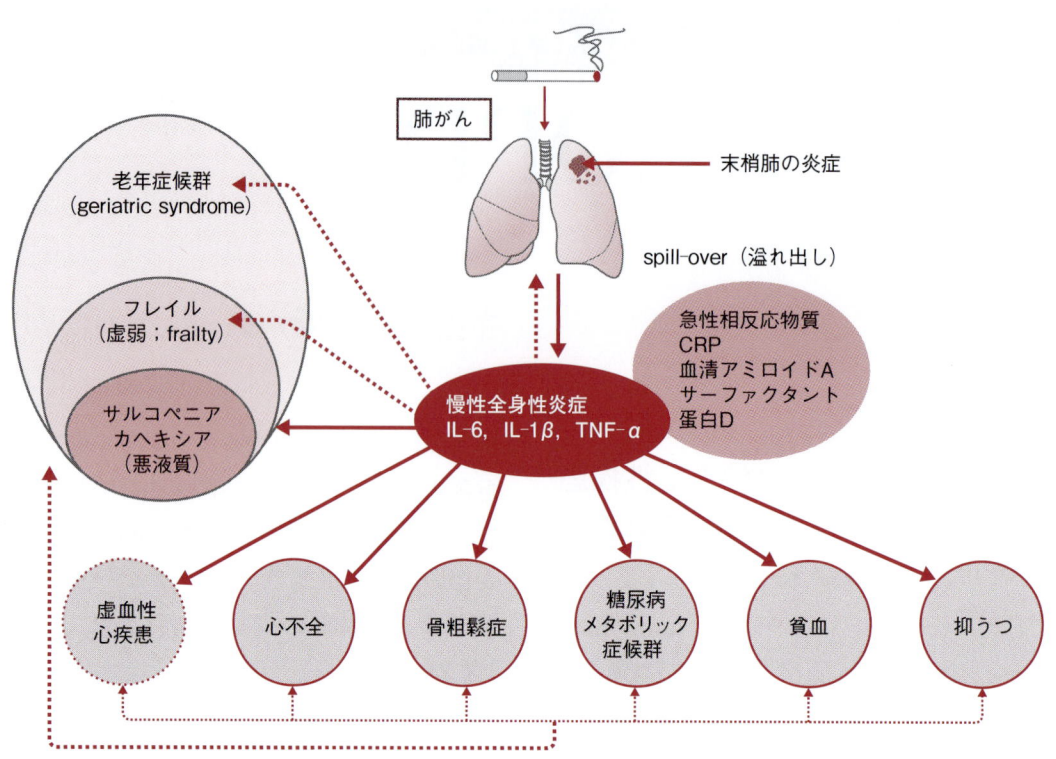

図1 慢性全身性炎症性疾患としてのCOPDとその併存症（文献2より改変）

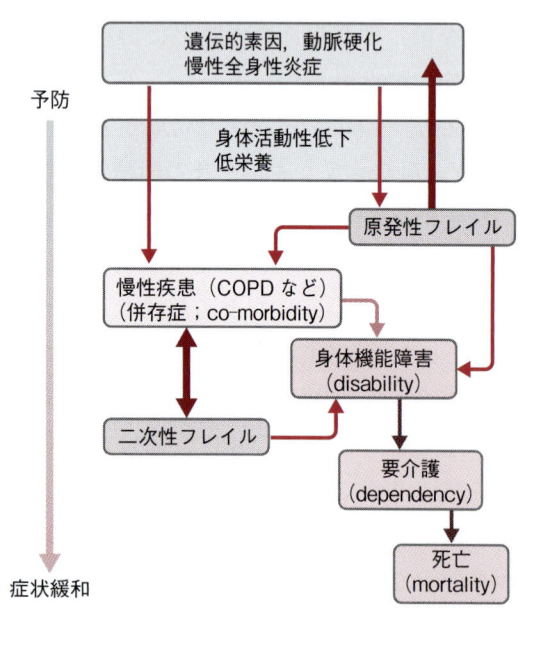

図2 高齢者のフレイル（虚弱）のメカニズムと包括的なケア（文献6より，改変）

原発性フレイルは特定の疾患群や身体機能障害とは直接的には関連することなく生じる．二次性フレイルはCOPDなどの慢性疾患（併存症；co-morbidity）にともなうものである．いずれもが結果として，身体機能障害（disability）から要介護（dependency），さらには死にもいたる．フレイルには予防的介入や医療・介護（ケア）による可逆性があるが，機能障害以降は不可逆となる．フレイルが進行した際には，症状緩和ケアが適用され，危険因子に対する予防医学的なアプローチからはじまる包括的なケア体制の構築が期待されている．

老年症候群(geriatric syndrome)としてのサルコペニア→フレイル

2010年に European Working Grope on Sarcopenia in Older People (EWGSOP) が,サルコペニアを加齢にともなう複合的な要因から生じる老年症候群(geriatric syndrome)としてとらえ,筋量低下を必須とし,筋力(握力)と身体機能(歩行速度)の低下をみる,サルコペニアの臨床的診断アルゴリズムを発表した[8]. サルコペニアとフレイルには重複があり,いずれもが老年症候群の一部分症,あるいはその表現型とされた.

サルコペニアもCOPDも高齢者に多くみられ,両者の加齢にともなう機能低下曲線[9,10]が似ていることからも(図3),共通の危険因子やメカニズムが示唆される.COPD患者の"サルコペニア→フレイル"は慢性全身性炎症を中心とした多要因的なものであり,老年症候群の枠組みを適用し,複数の視点から同時にその危険因子と全身併存症,さらに結果としての生活機能障害,心理・精神的影響,社会的影響についても包括的に検討する高齢者総合的機能評価(Comprehensive Geriatric Assessment;CGA)に基づく治療・介護(ケア)のみならず,予防的介入が重要である[11](図4).

COPDにおけるフレイルのメカニズム

加齢にともなう低レベルの慢性全身性炎症と酸化ストレスにより肺の構造・機能は脆弱化し,外界刺激からの障害を受けやすくなる.COPDのフレイルとサルコペニアには複数のメカニズムが相互に作用しあっている[2-4]. まず,摂取カロリー(食事量)と消費カロリー(呼吸障害にともなう安静時エネルギー需要の増大)のアンバランスがあげられる.全身炎症性サイトカイン(IL-6, IL-1β, TNF-aなど)による筋肉でのNF-κBの活性化による慢性炎症の亢進と,活性化酸素産生増加と抗酸化物質の減少による酸化ストレス

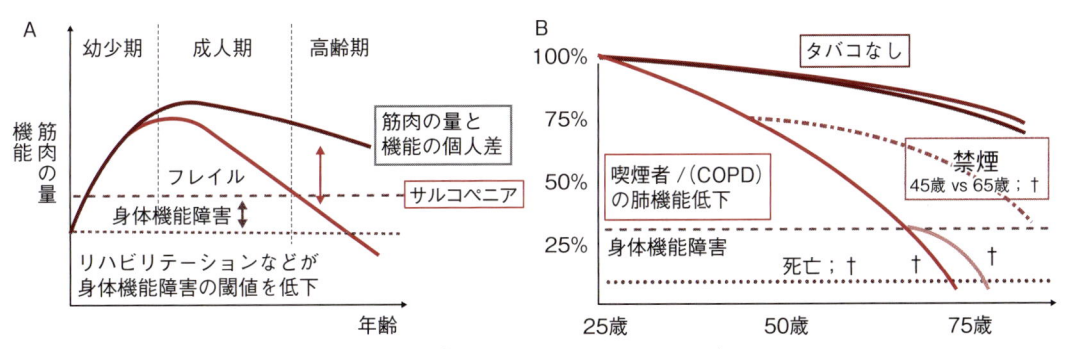

図3 サルコペニア→フレイル(虚弱,A[9])とCOPD(タバコ,B[10])の加齢にともなう機能低下曲線の不気味な相似

サルコペニアが加速する加齢にともなう筋肉の量と機能の低下の曲線(A)と喫煙とCOPDが加速する加齢にともなう呼吸機能の低下曲線(B)は不気味なまでによく似ている.A:高齢者の筋肉の量と機能の低下曲線は個人差が著しい.早期から筋肉の量や機能が低下するサルコペニア群は,フレイル(虚弱;frailty)から機能障害(disability)の閾値をも超えていく.リハビリテーションなどの治療介入は,フレイルや機能障害の閾値を下げる.B:喫煙者(とくにCOPD患者)は早期から肺機能(1秒量)が低下する閉塞性呼吸障害が顕著となり,機能障害をきたし,死にいたる.禁煙の効果も示され,65歳においても延命効果はある.

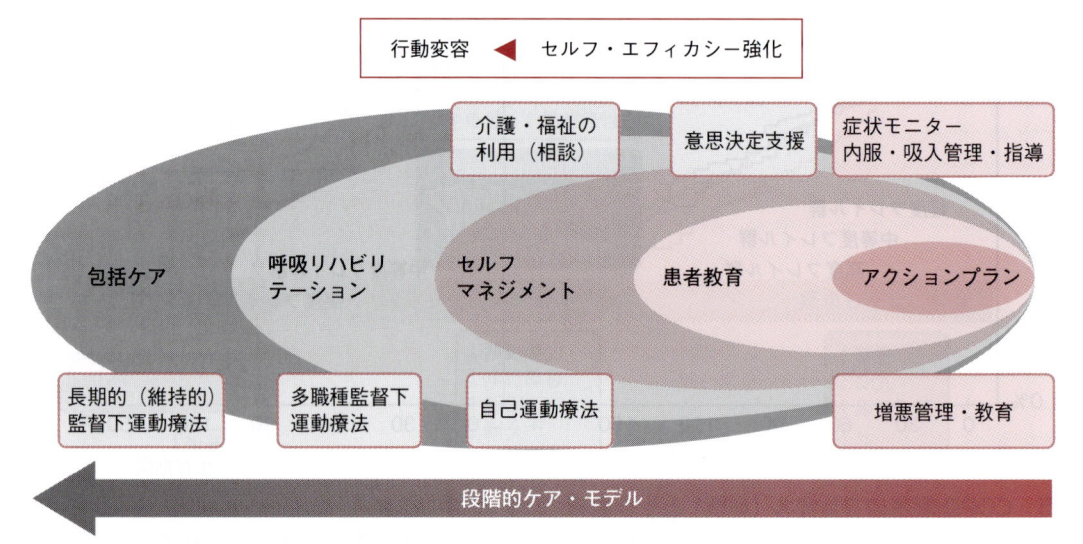

図6 "COPDの包括ケア (integrated care)" の概念図（文献15より改変）

慢性疾患の段階的ケアモデルが採用されている．COPDの病勢の進行に応じ，単純な増悪時のアクションプランからはじまるセルフ・マネジメントを基礎とし，監督下の維持的運動療法を含む，包括的呼吸リハビリテーションを核としている．セルフ・エフィカシー（自己効力感）を強化することで，長期にわたり健康を増進していく行動変容に導く．

おわりに："COPDの包括ケア (integrated care)" 体制の構築に向けて

サルコペニアとフレイルを老年症候群の一部症とするEWGSOPのアプローチにより，慢性全身性炎症性疾患であるCOPDの研究・実地臨床が加速されることが期待される．慢性全身性炎症をコントロールする薬物・栄養療法と下肢筋力を改善する運動療法のレジメンを組み入れた包括的な呼リハ・プログラムの開発が待たれる．さらにフレイルの予防的介入を含めた，危険因子のスクリーニング時から人生の最終段階まで，単純な増悪時のアクション・プランではじまるセルフ・マネジメントを基礎とした，認知行動療法的なアプローチでCOPD患者のセルフ・エフィカシー（自己効力感）を強化することにより，長期間にわたり健康を増進していく行動変容に導く，呼リハを核とした "COPDの包括ケア"[15]（図6）体制の構築が喫緊の課題である．

参考文献

1) 日本呼吸器学会編. COPD 診断と治療のためのガイドライン 第4版. メディカルレビュー社, 2013.
2) Barnes PJ, Celli BR. Systemic manifestations and comorbidities of COPD. Eur Respir J 2009；33 (5)：1165-1185.
3) 吉川雅則, 木村 弘. COPD：診断と治療の進歩 III 合併症（全身併存症）1. 栄養障害. 日内会誌 2012；101：1562-1570.
4) Clegg A, Young J, Iliffe S, et al. Frailty in elderly people (vol 381, pg 752, 2013). Lancet 2013；381：752-762.
5) 葛谷雅文. 老年医学における Sarcopenia & Frailty の重要性. 日老会誌 2009；46：279-285.
6) Strandberg TE, Pitkälä KH. Frailty in elderly people. Lancet 2007；369 (9570)：1328-1329.
7) Park SK, Richardson CR, Holleman RG, et al. Frailty in people with COPD, using the National Health and Nutrition Evaluation Survey dataset (2003-2006). Heart Lung 2013；42 (3)：163-170.
8) 高齢者における加齢性筋肉減弱現象（サルコペニ

ア）に関する予防対策確立のための包括的研究 研究班. サルコペニア：定義と診断に関する欧州関連学会のコンセンサスの監訳と Q & A. 日老会誌 2012；49：788-805.

9) Sayer AA, Syddall H, Martin H, et al. The developmental origins of sarcopenia. J Nutr Health Aging 2008；12 (7)：427-432.

10) Fletcher C, Peto R. The natural history of chronic airflow obstruction. Br Med J 1977；1 (6077)：1645-1648.

11) Cruz-Jentoft AJ, Landi F, Topinkova E, et al. Understanding sarcopenia as a geriatric syndrome. Curr Opin Clin Nutr Metab Care 2010；13 (1)：1-7.

12) Chang SS, Weiss CO, Xue Q-L, et al. Patterns of Comorbid Inflammatory Diseases in Frail Older Women：The Women's Health and Aging Studies I and II. J Gerontol A Biol Sci Med Sci 2010；65 (4)：407-413.

13) Galizia G, Cacciatore F, Testa G, et al. Role of clinical frailty on long-term mortality of elderly subjects with and without chronic obstructive pulmonary disease. Aging Clin Exp Res 2011；23 (2)：118-125.

14) 塩谷隆信. COPD：診断と治療の進歩　IV治療　3. リハビリテーション. 日内会誌 2012；101：1609-1617.

15) Wagg K. Unravelling self-management for COPD：what next? Chron Respir Dis 2012；9 (1)：5-7.

フレイルと薬剤

内田享弘 —— Uchida, Takahiro
原口珠実 —— Haraguchi, Tamami

フレイル（Frailty）はFriedらによってはじめて提唱され，健康やADL（activities of daily living；日常生活動作）に障害を起こす可能性の高い高齢者を抽出するために考え出された概念であり，「高齢期に生理的予備能が低下することでストレスに対する脆弱性が増し，adverse health outcome（障害，施設入所，死亡）を起こしやすい状態」と理解されている[1]．

ヒトは加齢にともない身体の組成が変わる．すなわち細胞や筋肉量が減って，相対的に脂肪の量が増える．筋肉の中に水分が含まれるが，それも低下する．フレイルがもたらす筋力低下は高齢者の転倒リスクを高める．高齢者はこのような運動機能の低下に加えて，胃酸分泌，胃腸機能などの生理的機能の低下で薬物吸収が低下する危険性がある．また，生理的機能低下にともない，腎臓からの薬剤排泄速度の低下，肝臓での薬物代謝速度低下が生じ，その結果，血中薬物濃度が上昇し，薬剤の副作用発現のリスクは増大する．

本コラムでは高齢者のフレイルによる生理機能低下に基づく薬剤の副作用発現リスクの例として，①睡眠薬による転倒の危険性，②α-グルコシダーゼ阻害薬使用時の腸閉塞発現，③腎排泄・肝代謝低下または薬物間相互作用による副作用の発現についての事例を紹介し，高齢者の投薬についての注意点についてまとめた．

高齢者の生理的機能低下に基づく薬剤副作用発現リスク

■睡眠薬による転倒の危険性

高齢者では不慮の事故による死亡例が多く，その内訳で「転倒・転落」は「不慮の窒息」に次ぐ第2位を占めている[2]．厚生労働省のヒヤリハット事例収集・分析事業によると，ヒヤリハット事例は与薬に関連がある事例が40％ともっとも多く，ついで転倒・転落が20％となっており，とくに転倒・転落は高齢者の発生率が高いという[3]．高齢によるフレイル，患者側の諸因子に加えて，睡眠薬，鎮痛薬，降圧薬，利尿薬，抗がん薬，抗パーキンソン薬など多くの薬剤が転倒のリスクを上げることが報告されている[4,5]．不眠がある場合は，睡眠薬の適正な服用は患者の転倒率を低下させる（すなわち不眠自体が転倒リスクである）[6]．睡眠薬使用を余儀なくされる場合は，薬剤自体のもつ転倒リスクが少ない短時間型で筋弛緩作用が弱い睡眠薬の使用が望ましい．作用時間が短く筋弛緩作用が弱いマイスリー®錠（ゾルピデム）やアモバン®錠（ゾピクロン）は，作用時間の長いレンドルミン®錠（ブロチゾラム）やデパス®錠（エチゾラム）と比較して転倒率が低いことが報告されている．しかし，半減期が短いとされる睡眠薬のアモバン®錠やマイスリー®錠でも，高齢者では成人に比較して血中の薬物の半減期が大きく延長することが知られており，作用時間の延長による転倒リスクが高くなる可

表1　転倒を生じやすい薬剤

系統	代表的薬剤
睡眠薬	ブロチゾラム フルニトラゼパム トリアゾラム エチゾラム
抗うつ薬	マプロチリン イミプラミン アミトリプチリン クロミプラミン
定型抗精神薬	クロルプロマジン ハロペリドール スルピリド
消化管運動調整薬 ドパミン受容体拮抗薬	メトクロプラミド ドンペリドン

能性があるので注意が必要である.

また，抗ドパミン作用を示す定型抗精神薬では，ふらつきやすくみ足などのパーキンソン徴候が出現することがあり，転倒しやすくなる[5]．転倒を生じやすい薬剤を表1にまとめた．

■α-グルコシダーゼ阻害薬使用時の腸閉塞発現の事例

大庭建三氏は，第4回老健医療研究会で発表し（機関誌『老健』平成23年2月号に掲載），高齢者に対していつでも薬を減量する心構えを忘れないことを推奨している．

具体的な事例として，71歳の男性が，がんで胃を摘出した6年後に糖尿病になり，近医で糖の分解・吸収を遅らせて血糖値を下げる薬であるα-グルコシダーゼ阻害薬が出された．本薬剤は，糖の分解を抑え腸の下部でブドウ糖が発酵し腹部が張る副作用があり，添付文書では腸閉塞を生じる危険性の記載がある．事実，本薬剤を長期投与していた高齢者で5年間で18回も腸閉塞を起こし，そのうち7回入院し2回手術をした例があり，薬剤中止後は腸閉塞の発現を認めなかったと述べている．

高齢者ではこのような生理的な機能低下にともない，薬物の副作用の危険性は増大すると考えられる．

表2には高齢者において腸閉塞を生じる危険性のある医薬品とその対応法を示した．抗糖尿病薬のα-グルコシダーゼ阻害薬[7]やDDP-4阻害薬，GLP-1受容体作動薬，オピオイド系鎮痛薬[8]は腸閉塞を起こす可能性があり，中枢に作用する薬剤，抗がん薬（抗腫瘍薬）なども腸閉塞をもたらす可能性のある便秘を副作用として起こす危険性があるため注意が必要である[9]．便秘に対しては，適宜下剤や腸管運動改善薬を使用するなどの対応法が考えられる[8]．

■腎排泄・肝代謝低下または薬物間相互作用による副作用の発現

高齢者では腎機能・肝機能の加齢による低下，体成分組成（筋肉量減少・体脂肪比率増加など）の変化による体内動態の変動がある．こうした生理機能の個人差に対応した処方，調剤，服薬の管理が必要であると考える．とくに，腎機能の低下と肝血流量の低下による薬剤の排泄，代謝の遅れが原因となり，血中濃度が上昇し副作用発現のリスクが上昇する危険性がある．生理的機能低下により，吸収の遅延・低下が起こりうる．さらに肝硬変などの病態時の血清アルブミン濃度の低下により，非アルブミン結合薬剤濃度が高まることによる薬剤の主作用，副作用ともに強く発現する．

表3には，腎機能の低下した高齢患者において薬物療法上注意を払うべき薬剤を一覧にした[10]．以下に表中の代表的な薬剤について注意点を述べる．

消炎鎮痛薬（NSAIDs）：胃潰

表2 高齢者において腸閉塞を生じる危険性のある医薬品とその対応

薬剤	副作用	対応
抗糖尿病薬 ・α-グルコシダーゼ阻害薬 ・DPP-4阻害薬 ・GLP-1受容体作動薬	腸閉塞	浸透圧性緩下剤（腸管からの水分吸収抑制） ・ラクツロース ・D-ソルビトール
オピオイド系鎮痛薬 ・モルヒネ ・オキシコドン ・コデイン	麻痺性イレウス	大腸刺激性緩下剤（腸管蠕動運動亢進） ・センノシド ・ピコスルファート
抗うつ薬 抗てんかん薬	腸管蠕動運動抑制による便秘，腸閉塞	排便コントロール ・ミソプロストール（PGE_1誘導体）
抗腫瘍薬 ・パクリタキセル ・ビンクリスチン	微小管合成障害，分解阻害による自律神経機能異常からの便秘	腸管運動改善薬 ・パントテン酸 発泡性坐剤，グリセリン浣腸

瘍，胃のびらん，アレルギー，腎血流量の低下による浮腫などにも注意が必要である．そのため高齢者には末梢作用がほとんどない鎮痛薬としてアセトアミノフェンが推奨される．この具体的な製剤としてセデス®・ハイGやカロナール®などがある．抗炎症作用が必要な場合はロキソニン®（ロキソプロフェン）やカピステン®（ケトプロフェン）など半減期の短いものを用いる．また，空腹時でなく食後服用の励行と胃粘膜保護剤の服用が望ましい．

抗菌薬：高齢者では，長期にわたる抗菌薬投与や，薬剤の併用療法に起因する副作用が現れやすい．若年者では回復する程度の副作用でも，高齢者では副作用からの回復が遅れ重篤な症状が現れることがある．投薬後のアレルギーや食思不振，下痢などに注意を要する．菌交代現象によるカンジダ性口内炎やテトラサイクリンやピリドンカルボン酸系薬剤投与後の「ふらふら感」など，中枢神経障害にも注意を要する．

とくに表3に示した腎排泄型のアミノグリコシド系抗菌薬やバンコマイシンは，腎機能がわるい高齢者への投与は留意するべきである．原則抗菌力に優れ副作用の少ない薬剤を常用量で使用する．内服薬剤はコップ1杯の水を飲んでから，薬剤を服用してもらう．なお，抗菌薬には薬物間相互作用の危険性があるので，他科での投与薬剤との相互作用などを確認して投薬する．とくに制酸剤とテトラサイクリンやピリドンカルボン酸の併用による抗菌薬の吸収障害は有名である[11]．

表3　腎機能の低下した高齢患者における薬物療法上の注意

	薬剤	注意
消炎鎮痛薬（NSAIDs）		腎機能障害を悪化させる
抗菌薬	アミノグリコシド系抗菌薬 バンコマイシン	有効域が狭い
抗ウイルス薬	アシクロビル バラシクロビル	ろれつ困難，精神障害
	ガンシクロビル	骨髄抑制
H_2受容体拮抗薬		血液障害 肝障害 精神神経障害
抗がん薬	シスプラチン メトトレキサート	腎毒性
抗凝固薬	ダビガトラン エドキサバン リバーロキサバン	腎排泄 約1/3が腎排泄
尿酸合成阻害薬	アロプリノール	活性代謝物であるオキシプリノールの尿中排泄率が高い
オピオイド系鎮痛薬	モルヒネ	活性代謝物は腎排泄
	コデイン	腎排泄
抗精神病薬	ミルナシプラン 炭酸リチウム	尿中未変化体排泄率が高い
パーキンソン病治療薬	プラミペキソール	
抗てんかん薬	ガバペンチン	
血糖降下薬	シタグリプチン アログリプチン	腎排泄

抗凝固薬：表中には記載していないがワルファリンは，尿中の未変化体排泄率は微量であり，腎機能に応じた投与量調整の必要性は低い．しかし個体間，個体内で変動が大きい薬剤であり出血傾向などに十分留意すべきである．表中，トロンビン阻害薬であるダビガトランやXa因子阻害薬であるエドキサバン，リバーロキサバンは腎排泄であり，クレアチニンクリアランスを考慮した投与量の調整が必要である[12]．

その他，H_2遮断薬は，腎臓排泄型医薬品であり，高齢者では腎排泄が遅くなることに加え，肝臓の代謝機能も低下していることから副作用が発現する可能性がある．

高齢者の投薬についての注意

前節では，高齢者のフレイルと薬剤のリスクについて具体的に示したが，薬剤の副作用増大のリスクを事前に予防する，予見しておくことが重要である．

元東大老年病科の大内尉義教授は「高齢者における薬物療法の原則と注意」（日常診療に活かす老年病ガイドブック，メジカルビュー社，2005）について，以下の9つの原則と注意点をあげている．

①薬物服用歴を詳細に聴取する（施設間・サプリメント・漢方薬）．
②投与薬剤の体内動態および薬力学の加齢変化を正しく知る．
③診断を確実にした後に薬物投与を開始する．
④初回投与量を少なくし，その後も頻回に調整する．
⑤投与数をできる限り少なくする．
⑥服用法を簡明にする．
⑦薬剤間の相互作用や疾患との相互作用を常に監視し有害事象の発現を防止する．
⑧服薬アドヒアランスに注意する．
⑨高齢者に多い症状（老年症候群）を起こす薬剤に注意する．

まとめ

以上，本コラムではフレイルと薬剤の関係，とくに高齢者における薬剤使用のリスク・留意点などに関してまとめた．加齢とともに複数の疾患を合併することが多くなる．この場合の多剤併用，重複投与，薬物間相互作用のリスクが問題となる．また記憶力や判断力の低下のため，患者自ら同種類の薬を重複して内服したり，内服の回数や量を間違えたりする危険性がある．認知症患者では副作用症状を自分で訴えられずに，副作用の発見が遅れる危険性もある．

後期高齢者に入る頃には，今まで問題なく使えていた薬を見直し，減薬する必要性も生じる．視覚や聴覚機能の低下，嚥下障害などにより，服薬の自己管理や服薬自体に支援が必要となることを念頭に置くべきである．

参考文献

1) Fried LP, Tangen CM, Walston J, et al. Fraility in older adults: evidence for a phenotype. J Gerontol A Bio Sci Med Sci 2001;56:146-156.
2) 大谷道輝，郡 妙恵，松元美香，ほか．入院患者における転倒後の状況に及ぼす睡眠薬の影響．睡眠医療 2013;7:217-223.
3) 大谷道輝．睡眠薬が転倒に与える影響．リハビリナース 2013;6:253-257.
4) Woolcott JC, Richardson KJ, Weins MO, et al. Meta-analysis of the impact of 9 medication classes on falls in elderly persons. Arch Intern Med 2009;169:1952-1960.
5) 神﨑恒一．薬剤起因性歩行障害．Geriat Med 2011;49:473-476.
6) Avidan AY, Fries BE, James ML, et al. Insomnia and hypnotic use, recorded in the minimum data set, as predictors of falls and hip fractures in Michigan nursing homes. JAGS 2005;53:955-962.
7) 梅垣宏行．高齢者糖尿病の薬物療法の実際．Geriat Med 2009;47:1137-1139.
8) 有田英子．オピオイド副作用のマネジメント―便秘―．Locomotive Pain Frontier 2013;2:48-49.
9) 山本貴嗣，久山 泰．薬剤性便秘．診断と治療 2013;101:279-282.
10) 衣笠 芳．高齢者CKD患者における薬物療法上の注意点．Geriat Med 2013;51:627-629.
11) 谷川原裕介．薬物の相互作用：総論．呼吸 1997;16:47-54.
12) 柴田佳菜子，安田宜成．CKD患者への薬剤投与のポイント．血圧 2013;20:481-486.

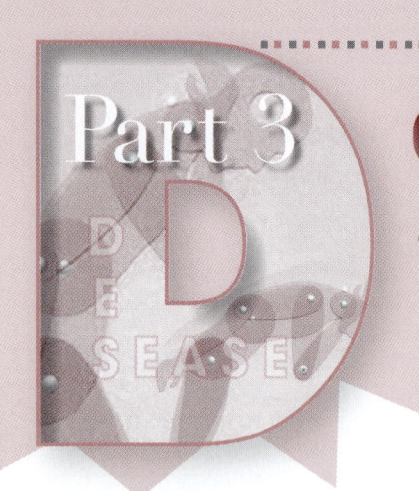

Part 3 フレイルの性差とホルモン

小川純人 —— Ogawa, Sumito

　高齢者のフレイルは，身体機能，臓器機能の低下など，加齢にともなう要因によって生じる老年症候群の一つであり，生命予後やQOL・ADLに及ぼす影響が大きく，わが国においてその予防対策は重要な課題となっている．フレイルの要因またはフレイルと関連を有する要素としてサルコペニアや認知機能低下などがあげられるが，性ホルモンをはじめとするさまざまな液性因子が両者の発症，進展に関与していることが明らかになってきている．本稿では，フレイルと性ホルモンとの関連性や性差について概説する．

はじめに

　高齢者のフレイルはADL・QOLに及ぼす影響やサルコペニア・転倒リスクの上昇とも関連し，その予防対策はわが国において重要な課題となっている．高齢者における骨折発生についても，筋肉量減少，筋力低下などによる転倒予防機能の低下が大きなリスク因子となることが知られており，最近の知見により性ステロイドホルモンの濃度，動態と，これらリスク因子との間に関連性が示されるようになってきている．閉経にともなう女性ホルモンの欠乏状態をはじめ，加齢にともなって性ステロイドホルモンの分泌，血中濃度，代謝速度，応答性に種々の変化が生じることが知られており，ホルモン補充などの介入によるフレイル，サルコペニアの改善効果も期待される．

性ホルモンの加齢変化

　加齢にともなう機能変化のなかで生殖内分泌器官の老化は重要であり，とくに女性においては平均寿命が80歳を超えるのに対し，50歳前後で閉経を迎えるようになる．このように加齢とともに変動する内的環境のうち重要なものとして，個体の恒常性（ホメオスタシス）の維持に必要なホルモンがあげられる．一般に，甲状腺ホルモンやグルココルチコイドなど生命維持のために不可欠と考えられるホルモンは，加齢に際し比較的一定レベルを維持するのに対し，性ステロイドホルモンの血中濃度は加齢によって特異的な変動を示すことが明らかになってきている．女性では閉経を機に血中エストロゲン濃度は顕著に低下し，血中エストロゲンの低下にともなって，フィードバック抑制が起こらず下垂体からの分泌上昇により血中黄体形成ホルモン（LH），卵胞刺激ホルモン（FSH）値は高値となる．男性の場合，精巣Leidig細胞より分泌されるテストステロンは加齢とともに低下するが，その程度には個人差を認める場合が多い．また，性ホルモン前駆体であるデヒド

ロエピアンドロステロン（DHEA）は，その硫酸包合体である DHEA-sulfate（DHEA-S）とともにそのほとんどが副腎で産生され，副腎アンドロゲンといわれている．DHEA，DHEA-S は 20 歳代以後加齢とともに直線的に減少することが明らかとなってきている．

フレイルと性ホルモン

フレイルは「加齢にともなう種々の機能低下を基盤とし，種々の健康障害に対する脆弱性が増加している状態」として理解されるが，加齢にともない身体機能，生理機能の低下とともに生殖内分泌器官の機能低下も認められ，閉経にともなうエストロゲンレベルの低下などホルモン動態にも大きな変化が生じてくる．老年疾患の発症については，骨粗鬆症，認知症，動脈硬化性疾患などでは性差が認められ，アルツハイマー型認知症については男性と比較して女性では 2～3 倍程度発症率が高いことが知られている．また，女性は男性に比べて平均寿命が長い一方，QOL（quality of life）や ADL（activities of daily living）の低下を認めやすいとされ，年齢とともに要介護高齢者における女性の割合は男性と比べて増加する．また，要介護の原因疾患として，女性では男性に比べて認知症や骨折・転倒の割合が高い．

男性に関しては加齢にともないテストステロンの低下を認めることが知られているが，最近の研究から低テストステロン状態による高齢者の身体機能，転倒などへの影響について，次第に明らかになってきた．米国における 5,995 名（65～99 歳）の地域在住高齢男性を対象とした 4 年間の観察研究では，当初の活性型テストステロン値と転倒リスクとの間に負の相関を認め，テストステロン値が下位 1/4 の男性において上位 1/4 の男性より転倒リスクが約 40％ 高くなる結果となった（図 1）[1]．また，低テストステロンの影響は 65～69 歳の男性でもっとも顕著に認められ（RR1.8；95％ 信頼区間 1.2～2.7），身体能力の低下とも相関を認めるなど，高齢者における性ホルモン濃度と転倒リスクとの関連性が示された[1]．また，こうした加齢にともなう転倒リスクの上昇は，性ホルモン濃度の低下に加えて，筋肉量の低下や虚弱状態とも相関することが知られているが，テストステロンの低下にともなう筋肉量減少，および補充による蛋白同化作用，筋肉量増加作用が転倒リスクに大きく関与することも次第に明らかとなってきており，性ホルモンの補充や運動を行った際に，筋肉量を含めた体組成の変化，筋力増加ならびに転倒リスクの軽減につがる結果も報告されている[2,3]．65 歳以上の男性に 3 年間パッチによるテストステロン補充を行った米国の研究では，筋肉量の増加，脂肪量の減少といった体組成の改善効果が認められた一方で，前立腺癌患者に対して GnRH アゴニスト投与などの抗アンドロゲン療法を行った患者では，筋肉量減少，脂肪量増加という体組成変化を認めた[4,5]．

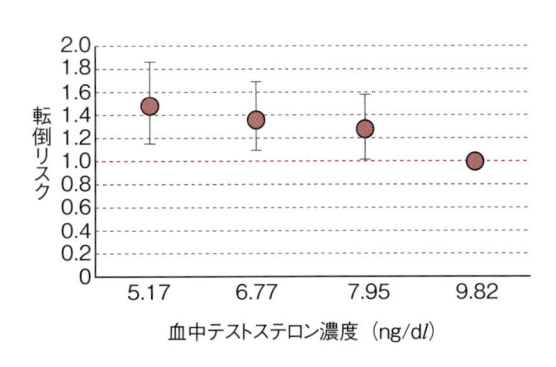

図 1 活性型（bioavailable）テストステロン値と転倒リスク（文献 1 より改変）

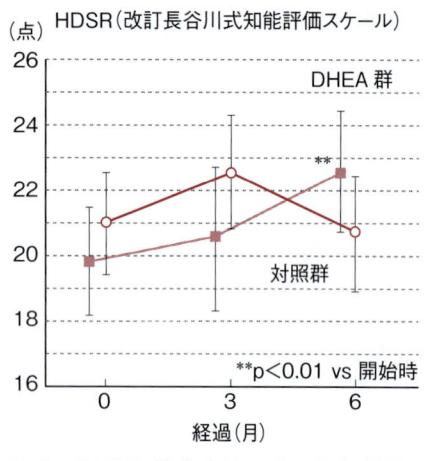

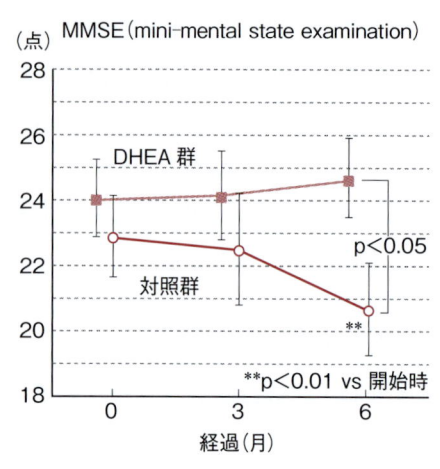

図2 DHEA補充療法による認知機能改善効果 (文献13より改変)

　テストステロン値が男性のみならず加齢とともに女性でも低下することは知られているが[6]，女性におけるテストステロンレベルと転倒リスクと相関についても一部で示唆されている[7,8]．一方，女性ホルモンについては男性ホルモンと同様に加齢性変化を認め，とくに閉経後に顕著な低下を認めることが知られているが，高齢者に対して女性ホルモン補充を行った際に，筋力増強を認め，転倒リスクを軽減させるかどうかについては一定の結論が得られていない[9,10]．一方で，認知症については，わが国および欧米の疫学研究などにおいても男性と比較して女性では発症率が高いことが知られているが，その背景としてエストロゲン低下と認知症発症との関連性およびエストロゲンによる神経保護効果が示唆されている．

　副腎ステロイドの一種であるDHEA (de-hydroepiandrosterone)も性ホルモンと同様に，加齢にともなって低下するとともに末梢組織でアンドロゲン，女性ホルモンに変換されることで間接的に作用することが知られているが，これまでの観察研究などから，高齢者においてDHEA-S値と転倒リスクとの間に負の相関を認める可能性が示唆されている．認知機能との関連では，地域在住高齢者を対象としたコホート研究により，高齢女性では血中エストロゲン濃度と認知機能との関連性が認められなかった一方で，血中男性ホルモン濃度，血中DHEA濃度と記銘力との間に正相関が認められたという報告もある[11]．要介護高齢女性を対象としたわれわれの検討では，血中DHEA濃度と基本的ADLとの間に関連性が認められ[12]，また軽度認知障害を有する高齢女性を対象とした6カ月間のDHEA投与により，非投与群と比較して有意な認知機能維持・改善効果が認められた[13] (図2)．

　性ホルモン結合蛋白(SHBG)については，性ホルモンの動態とは異なり，加齢にともなって増加することが知られており[14]，SHBGの増加にともない，フリーテストステロン値はむしろ低下し，体内におけるテストステロン活性も低下することが明らかとなってきている．SHBG値自体の動態と転倒リスクとの関連性についてはこれまでのところ明らかになっていない．また最近の知見から，運動により内因性の性ホルモンを増加させ，

筋力増加につながる可能性も示唆されている．グループホーム入所中の高齢女性（平均84歳）に対して30分間/日の運動介入（筋力トレーニング）を3カ月間実施した結果，血中テストステロン濃度ならびに血中DHEA-S濃度の上昇が認められたとともに，その後運動介入を中止した際には運動開始前の血中濃度まで低下した[15]．また，ラットに対して30分間/日，計12週間のトレッドミルによる持久性運動を実施した基礎研究では，運動後骨格筋内のジヒドロテストステロン（DHT）や5-α還元酵素の濃度，発現が上昇していた[16]．今後，加齢にともなう性ホルモンの動態や筋肉量を含めた体組成への影響とともに，フレイル，サルコペニアに対する効果的な予防・治療介入法についても一層解明が進むものと期待される．

おわりに

本稿では，フレイルと性ホルモンとの関連性，性差について，加齢にともなう性ホルモンの動態，筋肉量を含めた体組成・認知機能への影響などについて概説した．性ホルモンを含めた各種ホルモンが，転倒，サルコペニアにつながるフレイルおよび老年症候群や老年病の予防，発症，進展防止に重要であることが次第に解明されてきており，性ホルモンの補充や運動による内因性の性ホルモン上昇などによって身体機能・運動機能の改善につながる可能性も示唆される．今後，性ホルモンの加齢変化および組織特異的作用の解明が進むことで，フレイルの予防・治療に効果的な介入法の開発，臨床応用が進展するものと期待される．

参考文献

1) Orwell E, Lambert LC, Marshall LM, et al. Endogenous testosterone levels, physical performance, and fall risk in older man. Arch Intern Med 2006；23：2124-2131.
2) Bhasin S. Testosterone supplementation for aging-associated sarcopenia. J Gerontol A Biol Sci Med Sci 2003；58：1002-1008.
3) Ottenbacher KJ, Ottenbacher ME, Ottenbacher AJ, et al. Androgen treatment and muscle strength in elderly men：A meta-analysis. J Am Geriatr Soc 2006；54：1666-1673.
4) Synder PJ, Peachey H, Hannoush P, et al. Effect of testosterone treatment on body composition and muscle strength in men over 65 years of age. J Clin Endocrinol Metab 1999；84：2647-2653.
5) Smith MR, Finkelstein JS, McGovern FJ, et al. Changes in body composition during androgen deprivation therapy for prostate cancer. J Clin Endocrinol Metab 2002；87：599-603.
6) Pfeilschifter J, Scheidt-Nave C, Leidig-Bruckner G, et al. Relationship between circulating insulin-like growth factor components and sex hormones in a population-based sample of 50- to 80-year-old men and women. J Clin Endocrinol Metab 1996；81：2534-2540.
7) Riggs BL, Khosla S, Melton LJ 3rd. Sex steroids and the construction and conservation of the adult skeleton. Endocr Rev 2002；23：279-302.
8) Schaap LA, Pluijm SM, Smit JH, et al. The association of sex hormone levels with poor mobility, low muscle strength and incidence of falls among older men and women. Clin Endocrinol（Oxf）2005；63：152-160.
9) Taaffe DR, Newman AB, Haggerty CL, et al. Estrogen replacement, muscle composition, and physical function：The Health ABC Study. Med Sci Sports Exerc 2005；37：1741-1747.
10) Kenny AM, Dawson L, Kleppinger A, et al. Prevalence of sarcopenia and predictors of skeletal muscle mass in nonobese women who are long-term users of estrogen-replacement therapy. J Gerontol A Biol Sci Med Sci 2003；58：M436-440.
11) Barrett-Connor E, Goodman-Gruen D. Cognitive function and endogenous sex hormones in older women. J Am Geriatr Soc 1999；47：1289-1293.
12) Fukai S, Akishita M, Yamada S, et al. Association of plasma sex hormone levels with functional decline in elderly men and women. Genatr Gerontol Int 2009；9：282-289.
13) Yamada S, Akishita M, Fukai S, et al. Effects of dehydroepiandrosterone supplementation on cognitive function and activities of daily living in older

to prevent functional decline in physically frail, elderly persons who live at home. N Engl J Med 2002 ; 347 : 1068-1074.
9) Shimada H, Uchiyama Y, Kakurai S, et al. Specific effects of balance and gait exercises on physical function among the frail elderly. Clin Rehabil 2003 ; 17 : 472-479.

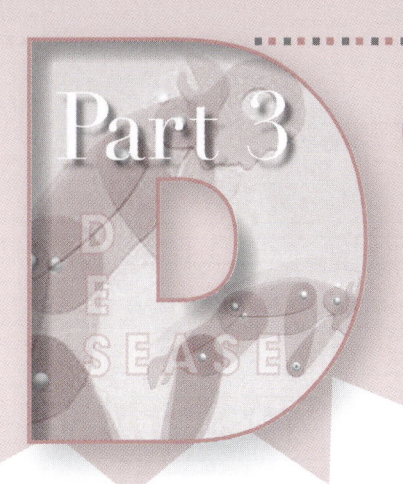

Part 3 フレイルでとくに注目すべき身体機能

山田　実 —— *Yamada, Minoru*

フレイル（虚弱）の実態

　わが国は高齢化率24％（高齢者人口約3,000万人）という未曾有の超高齢社会へ突入した．また，この高齢者のうち要介護（要支援）認定を受けている方は約600万人（高齢者人口の約20％）となり，実に高齢者の5人に1人は要介護認定者ということになる．

　この要介護の主要因となっているのが，フレイル（虚弱）である．Freidらが提唱したフレイルの構成要素は，①体重減少，②活力低下（抑うつ傾向），③筋力低下，④歩行速度の低下，⑤活動量の減少となっており，このうち3項目以上該当すればフレイルと定義される[1]．わが国における類似調査では，要介護認定者と一般高齢者（要支援・要介護認定を受けていない高齢者）を比較すると，当然ながら前者でフレイルの該当者割合が高くなるが，一般高齢者の中にもフレイルに該当する方が非常に多く含まれるということにも気づく．つまり，現在要介護認定を受けていない高齢者の中には，近い将来介護が必要な状態となりうるハイリスク高齢者が数多く潜んでいるのである．なお，Friedらの方法とはやや異なるが，基本チェックリストを用いて現在要介護認定を受けていない高齢者から二次予防対象者（ハイリスク者）を抽出したところ，約400万人（高齢者人口の約13％）もの高齢者が二次予防対象者であることがわかっている．この二次予防対象者と要介護認定者と合わせると約1,000万人（高齢者人口の約33％）もの方がフレイルおよびハイリスク者ということなる．このように3人に1人がフレイルおよびハイリスク者であるという超高齢社会において，フレイルを予防・改善させることはきわめて重要な課題である．

骨格筋の加齢変化とサルコペニア

　高齢者におけるフレイルの主な構成要素は運動機能低下であり，とくにサルコペニア（加齢にともなう筋量減少）との関連は密接である．サルコペニアの定義に関しては，これまで欧米諸国で報告されたアルゴリズムが一般的に用いられてきたが，最近アジアのワーキンググループがアルゴリズムを報告した（**図1**）[2]．これによってわが国では今後このアジアンコンセンサスに準ずる形でサルコペニア診断が普及していくものと考えられる．アジアンコンセンサスでは，歩行速度もしくは握力が低下した方を筋パフォーマンス低下とし，これに筋量低下が加わった者をサルコペニアと定義している．なお，これまではDEXA法（二重エネルギーX線吸収法）が推奨されてきたが，アジアンコンセンサス

ではDEXAおよびBIA（生体電気インピーダンス法）のどちらのカットポイントも報告された．なお，DEXAのカットポイントは男性$7.0 kg/m^2$，女性$5.4 kg/m^2$，BIAを用いた場合のカットポイントは男性$7.0 kg/m^2$，女性$5.7 kg/m^2$であった．歩行速度のカットポイントは0.8m/秒，握力のカットポイントは男性26kg，女性18kgとなっている．なお，アジアンコンセンサスに従い，われわれのデータベースを用いて分析を行ったところ，サルコペニアの有症率は男性16.5%，女性19.9%となった．このように日本人の一般高齢者におけるサルコペニア有症率は20%程度であり，男女ともに加齢とともにその有症率は増加することがわかっている[3,4]．

またサルコペニアは移動能力の低下，日常生活活動能力の低下をきたし転倒・骨折のリスクを高めるだけでなく，各種疾病の罹患率を高め生存期間を短縮すること[5]や膨大な医療費が費やされることなどが報告されている[6]．そのため，サルコペニアを含めたフレイルの予防・改善は重要である．

加齢にともなう筋量減少は40歳頃からはじまり，40〜44歳から75〜79歳までの35年間で男性では10.8%，女性では6.4%の四肢筋量減少が認められる[7]．女性よりも男性のほうが減少率が大きいが，これにはインスリン様成長因子（IGF-1）やテストステロンなど内分泌系の加齢変化が関与していると考えられる．IGF-1やテストステロンといった骨格筋の同化作用を有するホルモンは，とくに男性で加齢変化を受けやすいことが報告されており[8,9]，これらホルモンの血中レベルの低下によって，男性では骨格筋量が低下しやすくなっているものと考えられる．

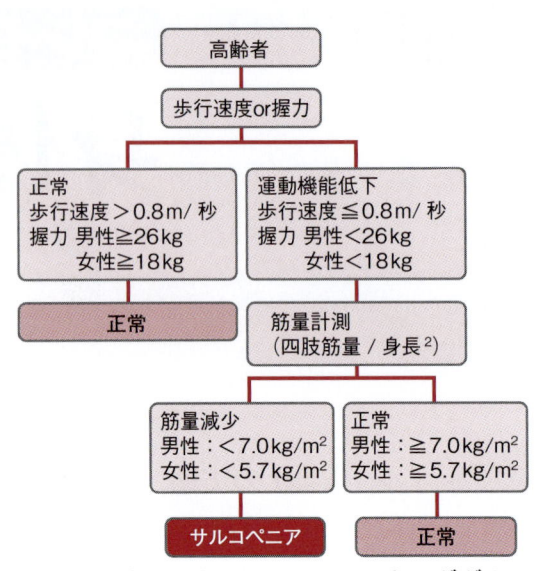

図1 アジアのサルコペニアワーキンググループによるサルコペニアのアルゴリズム

一方，骨格筋の異化作用を有する炎症性サイトカインは加齢とともに増加する[10]．とくに高齢期では基礎疾患の有病率が高く，それによって炎症性サイトカインの血中レベルが高くなることは十分に予想できるが，加えて内臓脂肪の関与がある．内臓脂肪の加齢変化も骨格筋と同様に40歳頃からはじまり，40〜44歳から75〜79歳までの35年間で男性では42.9%，女性では65.3%も増加することがわかっている[7]．内臓脂肪は内分泌器官であり，正常なサイズの内臓脂肪からはインスリン感受性を高めたり動脈硬化を抑制するような作用を有するアディポネクチンなどを分泌する．一方で，肥大化した内臓脂肪からは骨格筋の異化作用を有するインターロイキン-6（IL-6）や腫瘍壊死因子（TNF-α）などの炎症性サイトカインを分泌する[11]．なお，骨格筋量と内臓脂肪断面積は負の相関関係にあることもわかっており，内臓脂肪量の増加にともない骨格筋量は減少するといった関係

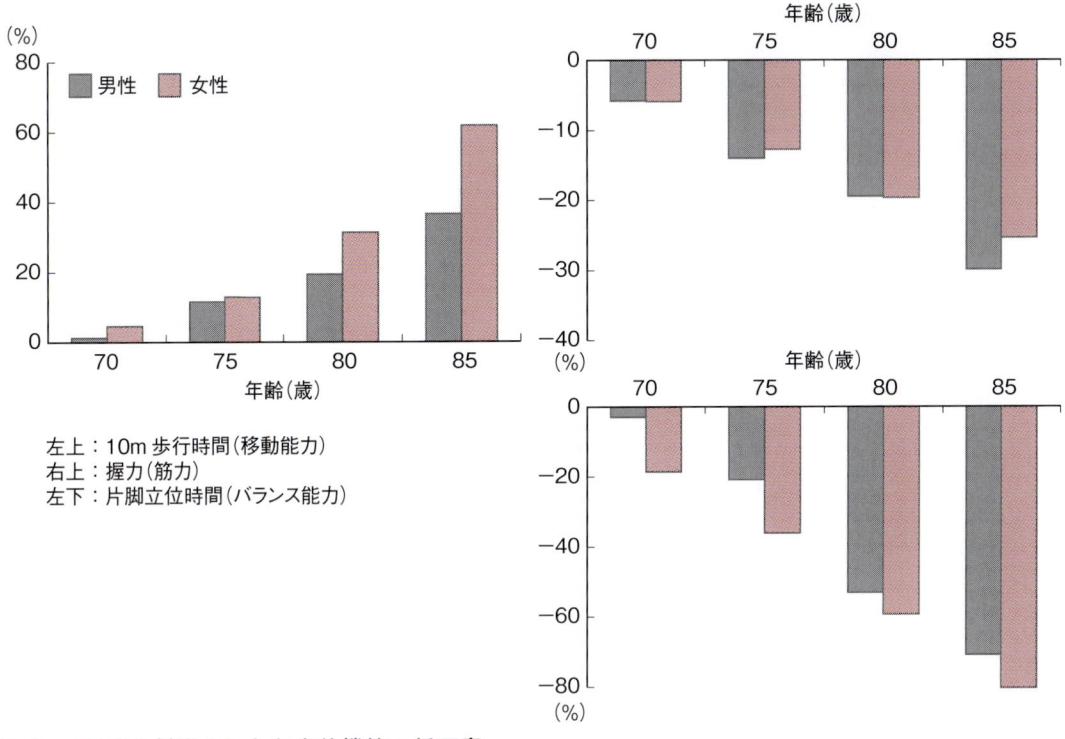

図2 65歳を基準とした各身体機能の低下率

左上：10m歩行時間（移動能力）
右上：握力（筋力）
左下：片脚立位時間（バランス能力）

性が認められている[7]．

このようにサルコペニアは筋代謝のバランス崩壊によって生じ，さまざまな身体機能低下をまねくことになる．

身体機能の加齢変化

サルコペニアの主症状は筋力低下であり，サルコペニアにともなってさまざまな身体機能が低下することもわかっている．日本人を対象としたような大規模データでも，加齢にともなって移動能力，バランス能力，それに筋力などの身体機能が低下することが報告されている[12, 13]．なお，これら3つの機能は転倒発生にも深く関与していることもわかっている．

われわれは65〜89歳までの8,000名を超える高齢者の身体機能データベースを構築しており，そのデータベースより高齢者の身体機能特性を検討した．その結果，先行研究と同様に移動能力，バランス能力，それに筋力といった身体機能は，加齢にともない男女ともにほぼ直線的に低下することがわかった．なお，これらの加齢変化には機能特性があり，もっとも機能低下が生じやすいのがバランス能力であることが示唆されている．**図2**をみてもわかるように，バランス能力は65歳を基準に考えると75歳で20〜30％低下，85歳では70〜80％も減少する（**図2**）．一方，筋力や移動能力は，75歳では15％程度の減少にとどまっているが，85歳では40〜60％も減少することになる（**図2**）．

身体機能基準値の回帰式

われわれはそれぞれの機能に回帰式を作成することによって，"x"に年齢を代入することで，その年齢相当の機能（y）を簡便に算出することを可能にした（**表1**）．たとえば

表1 身体機能基準値の回帰式

項目	単位	回帰式 男性	回帰式 女性
10m通常歩行時間	秒	y = 0.1459x − 1.8367	y = 0.2304x − 7.9471
10m最速歩行時間	秒	y = 0.0789x + 0.4577	y = 0.1389x − 3.5359
Timed up & go test	秒	y = 0.193x − 5.9352	y = 0.2706x − 11.339
ファンクショナルリーチ	cm	y = − 0.468x + 64.818	y = − 0.4771x + 62.017
片脚立位	時間	y = − 0.6957x + 65.372	y = − 0.8306x + 75.086
5回立ち座りテスト	秒	y = 0.1175x − 0.0356	y = 0.1772x − 4.5234
握力	kg	y = − 0.5193x + 69.699	y = − 0.2976x + 42.624
身体活動量	歩	y = − 271.41x + 25952	y = − 194.58x + 19517

xに年齢を代入することによって，その年齢の基準値を求めることができる．

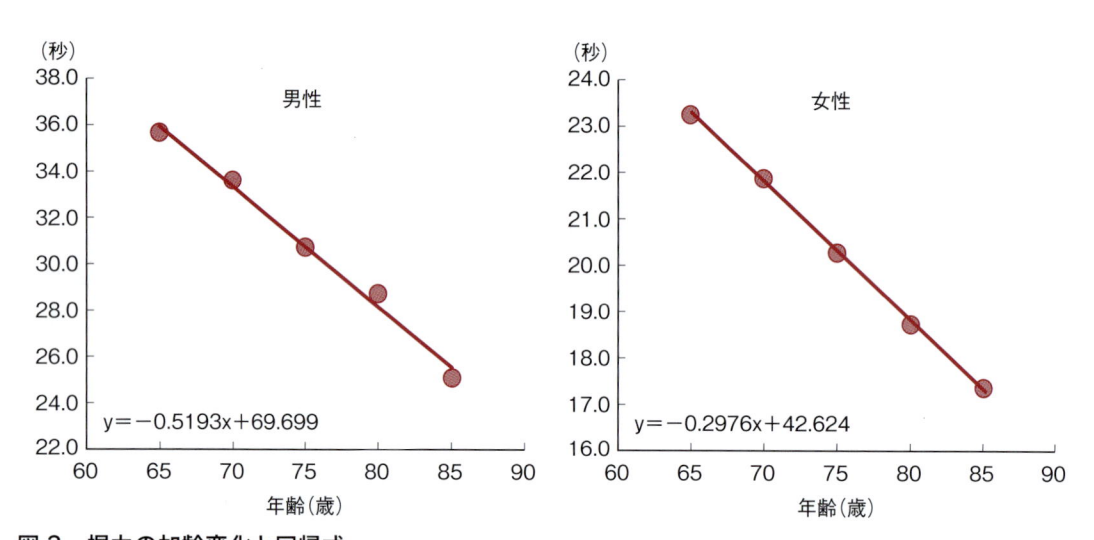

図3 握力の加齢変化と回帰式
ほかの機能もほぼ同様であるが，65歳以降に直線的に機能レベルが低下していることがわかる．

80歳男性の握力の基準値を知りたい場合には，男性の握力の回帰式は〔y = − 0.5193x + 69.699〕であるため，"x"に80歳を代入することで"y = 28 kg"という基準値が算出されることになる（図3）．逆に"y"に30 kgを代入することで"x = 76歳"となり，何歳相当の機能であるかも算出可能である．

なお，これら機能とともに低下してくるのが身体活動量である．日々の平均歩数の加齢変化は，65歳を基準に考えると75歳で25％低下，85歳では60〜70％も減少している．身体活動量とIGF-1レベルは相関関係にあり[14]，身体活動量が増加すればIGF-1レベルは増加することが予想される．前述のようにIGF-1は骨格筋の同化作用に貢献する重要なホルモンであるため，身体活動量の減少はさらなる身体機能低下を誘発することになる．このような負の関係性は，結果的に膨大

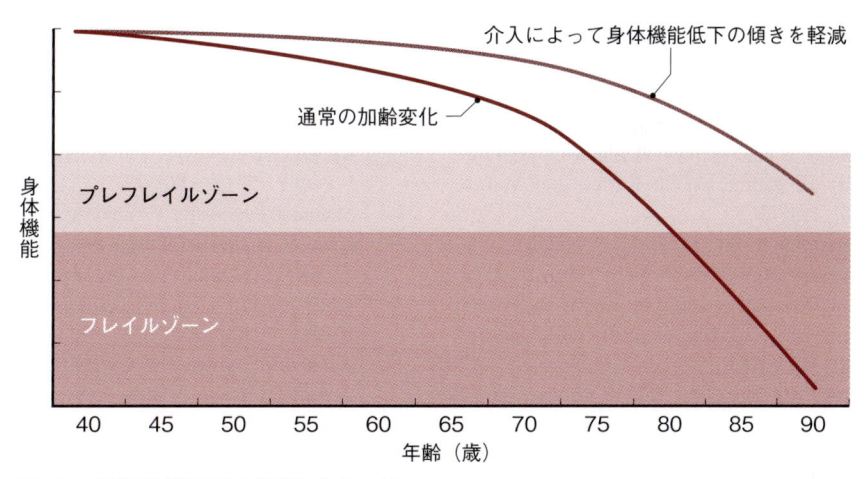

図4 身体機能低下の加齢イメージ
40歳以降に緩やかに機能レベルは低下し，65歳以降および75歳以降に傾きが強くなる．介入によって，この傾斜を軽減し，フレイルゾーンに突入する年齢をできる限り後退させ健康寿命を延伸させることが重要．

な医療費や要介護認定率の高騰を誘発することから，できるだけ早期の段階から予防を開始することが重要である．

おわりに

加齢にともない確実に身体機能の低下は起こり，特別な対策をとらなければフレイルの域に突入してしまう（図4）．そのため，運動や栄養などの介入（フレイル予防介入）を実施することによって，この身体機能低下の傾きを軽減させていく必要がある．われわれ高齢者介護・支援にかかわる専門家には，600万人ともされる要支援・要介護高齢者数を抑制し健康寿命を延伸させるという使命がある．身体機能同様に認知機能や精神機能面に対する対策も合わせながら，サクセスフルエイジングをめざしたい．

参考文献

1) Fried LP, Tangen CM, Walston J, et al. Cardiovascular Health Study Collaborative Research Group. Frailty in older adults : evidence for a phenotype. J Gerontol A Biol Sci Med Sci 2001 ; 56（3）: M146-156.
2) Chen LK, Liu LK, Woo J, et al. Sarcopenia in Asia : consensus report of the asian working group for sarcopenia. J Am Med Dir Assoc 2014 ; 15（2）: 95-101.
3) Yamada M, Nishiguchi S, Fukutani N, et al. Prevalence of sarcopenia in community-dwelling Japanese older adults. J Am Med Dir Assoc 2013 ; 14（12）: 911-915.
4) Akune T, Muraki S, Oka H, et al. Exercise habits during middle age are associated with lower prevalence of sarcopenia : the ROAD study. Osteoporos Int. 2013 Oct 22. [Epub ahead of print]
5) Landi F, Cruz-Jentoft AJ, Liperoti R, et al. Sarcopenia and mortality risk in frail older persons aged 80 years and older : results from ilSIRENTE study. Age Ageing 2013 ; 42 : 203-209.
6) Janssen I, Shepard DS, Katzmarzyk PT, et al. The healthcare costs of sarcopenia in the United States. J Am Geriatr Soc 2004 ; 52 : 80-85.
7) Yamada M, Moriguchi Y, Mitani T, et al. Age-dependent changes in skeletal muscle mass and visceral fat area in Japanese adults from 40-79 years of age. Geriatr Gerontol Int 2014 ; 14（Suppl 1）: 8-14.
8) Albani D, Batelli S, Polito L, et al. A polymorphic variant of the insulin-like growth factor 1（IGF-1）receptor correlates with male longevity in the Italian population : a genetic study and evaluation of

circulating IGF-1 from the "Treviso Longeva (TRELONG)" study. BMC Geriatr 2009 ; 9 : 19.
9) Harman SM, Metter EJ, Tobin JD, et al. Longitudinal effects of aging on serum total and free testosterone levels in healthy men. Baltimore Longitudinal Study of Aging. J Clin Endocrinol Metab 2001 ; 86 : 724-731.
10) Schaap LA, Pluijm SM, Deeg DJ, et al. Higher inflammatory marker levels in older persons : associations with 5-year change in muscle mass and muscle strength. J Gerontol A Biol Sci Med Sci 2009 ; 64 : 1183-1189.
11) Lira FS, Rosa JC, Dos Santos RV, et al. Visceral fat decreased by long-term interdisciplinary lifestyle therapy correlated positively with interleukin-6 and tumor necrosis factor-α and negatively with adiponectin levels in obese adolescents. Metabolism 2011 ; 60 : 359-365
12) Yoshimura N, Oka H, Muraki S, et al. Reference values for hand grip strength, muscle mass, walking time, and one-leg standing time as indices for locomotive syndrome and associated disability : the second survey of the ROAD study. J Orthop Sci 2011 ; 16 (6) : 768-777.
13) Shimokata H, Ando F, Yuki A, et al. Age-related changes in skeletal muscle mass among community-dwelling Japanese : A 12-year longitudinal study. Geriatr Gerontol Int 2014 ; 14 (Suppl 1) : 85-92.
14) Ardawi MS, Rouzi AA, Qari MH. Physical activity in relation to serum sclerostin, insulin-like growth factor-1, and bone turnover markers in healthy premenopausal women : a cross-sectional and a longitudinal study. J Clin Endocrinol Metab 2012 ; 97 (10) : 3691-3699.

Part 4

フレイルと高齢社会・福祉施策

Part 4 介護予防とフレイル

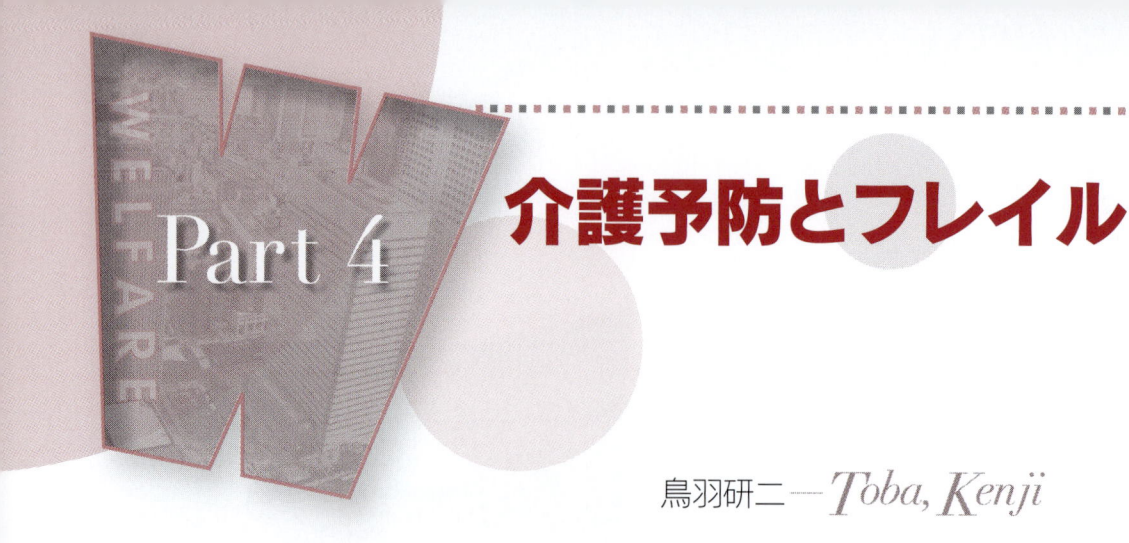

鳥羽研二 —— *Toba, Kenji*

はじめに

日本老年医学会にフレイル委員会が発足し，2014年に日本サルコペニア・フレイル研究会（代表・荒井秀典京大教授）が発足した．介護予防という日本語として不適切な表現から，ようやく国際標準の「フレイル」の概念に移行できていくことが期待される．

介護保険におけるコンセプトは「地域における自立支援」と「地域で要介護者を支える」の2点に集約されてきた．介護保険の開始前に，介護予防に関して異なった2つの見通しがあった．

岡本は，「要支援に対する予防給付は画期的で，介護予防がなされる」という明るい見通しを述べているが，同時に「寝たきり進行のプロセスはほとんど研究されていない」とも述べ，地道なプロスペクティブな研究の必要性を指摘した[1]．一方，松林は，地域で予防介入を長く実践してきた立場から，介護に偏し，予防の比重が低くなる介護保険に危機感を表明していた[2]．すでに筆者も予測していたところであるが[3]，残念ながら，危惧が現実のものとなった．介護保険制定後5年間に介護認定者が200万人から倍増し，とくに要支援，要介護1といった，「自立支援」を図るべき対象であるフレイルが激増し，

「介護保険料の値上げ」が避けられなくなり，2007年4月の「介護予防」の概念の導入と，「介護予防事業」の介護保険からの一部切り離しに関係していることはいうまでもない．

予防重視の改正の要点は，従来の要支援と要介護1に対し，認知症や脳血管障害，症状の不安定な対象を除き，筋力トレーニングや活力賦活（アクティビティーデイ）などを行う「要支援1，要支援2（新設）」を選別し，「介護予防事業」で経費を賄うというものである．

新しい介護予防事業のサービスの選定根拠が十分科学的に担保されておらず，一部の少数例のデータによって，虫食い的なサービスモデルが提唱されている点がもっとも危惧される点である．栄養，口腔ケア，筋力トレーニングなどはフレイル増悪の機序に沿った重要な視点であることは間違いないが，高齢者の多様な病態と機能低下の学問的関連を，十分反映した施策が求められる．この点の不足は，介護予防参加者が悲惨なほど少ない現実によって証明された．

本総説では，フレイル，要支援，要介護など，介護保険制度によって一般的となった用語についてもあらためて歴史的な概念の変遷を整理し，「どのような状態をどうやって予防するのか」という基本的な疑問に答えるよ

う配慮した．

介護予防：なにを予防するのか

介護の多様性

　介護保険の介護は，生活支援と身体介護に分けられる．生活支援は，家事援助ともいい，独居あるいは，家族の家事代行が不十分な認定者に対して，買い物，掃除，洗濯，炊事，通院などを手助けするものであり，「手段的ADL」（表1）の代行をしている．

　身体介護には，寝返り，移動の介助や排泄支援，清拭などといった，「基本的ADL」（表2）の介助と，とこずれ処置，オムツ交換，摂食介助などといった，褥瘡，尿失禁，嚥下障害などの「老年症候群のケア」が含まれる．

　したがって，介護予防という概念は，手段的ADL依存の予防，基本的ADL低下予防，および老年症候群の発症・悪化予防というきわめて幅が広い概念にならざるをえない．このことが，一般に介護予防の意味をわかりにくくし，一部は健康増進などの生活自立のみととらえたり，一部は寝たきり予防という基本的ADL低下予防を主体として念頭におきがちである．

　また，欠けている能力を賦活する介護サービスとして，共同生活，リハビリテーションがあり，前者は手助けをうけながら手段的ADLを共同で行うことによって機能を維持し，後者は基本的ADLの改善，維持を主な目的としているが，認知症やうつなどにも効果が期待され，「認知機能・情緒」といった精神機能に対する介護の形態を含んでいる．

　このように，介護予防は，日常生活自立機能，基本的日常生活動作，認知機能など多くの要素別の機能低下の多段階構造を理解することによって，はじめて，対象が「なにを予防すべき」段階であるかを理解することになる．

介護予防対象者に対する考え方の変遷

　フレイルや要介護者という概念は1980年以降に出現した比較的新しい概念である．高齢者の包括的な評価の創始者 Majory Wallen は，要介護者に対し，1940年に「慢性疾患に対するケア」という概念を発表した[4]．その後，フレイルや要介護者という概念は，長期入院や入所者と同義語と考えられたり[5]，疾患-障害-能力低下-不利というリハビリテーションの基本的概念のなかで，能力

表1　手段的ADL

生活支援
独居高齢者の生活自立要因 ＝手段的ADL
交通機関の利用
買い物
金銭管理
料理
家事
洗濯
熱源の取り扱い
服薬管理
電話

江藤文夫．ADL20．日本老年医学会雑誌 1992；29（11）：841-848．

表2　基本的ADL

身体支援 最低限のセルフケア（sADL），移動の介護（mADL）	
sADL	mADL
食事	寝返り
排尿・排便	起立
入浴	歩行屋内
整容	歩行屋外
更衣	階段昇降
口腔衛生	

江藤文夫．ADL20．日本老年医学会雑誌 1992；29（11）：841-848．

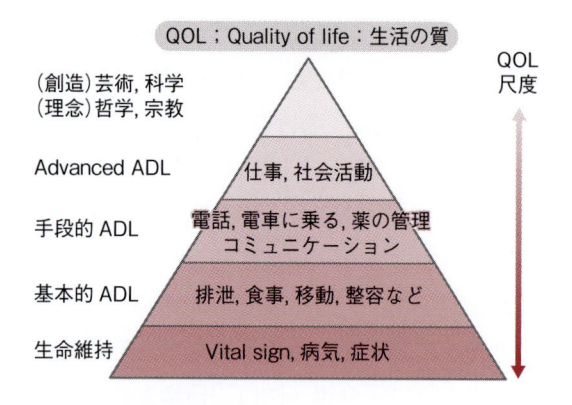

図1 QOLの構造
Maslow心理学「欲求の構造」より改変

低下した対象がフレイルや要介護者というとらえ方が広まり[6]，介護保険の創設当時の最近まで通常のとらえ方であったと思われる．1980年代には福祉サービスの発展や，医療ソーシャルワーカーの増加と社会的活躍により，フレイル者は福祉的サービスの受給者であるという考え方も出てきた[7]．

このように，疾患論的とらえ方，障害論的とらえ方，社会サービス的とらえ方が，歴史的に「フレイル者」に対する概念の変遷と発展的積み重ねであり，これらを重層化した構造として，高齢者のQOL構造が理解されるようになった（図1）．

さらに，前フレイル者の早期発見というテーマが世界的に重要になってきて[8]，フランスではツールーズに前フレイルセンターがオープンしている．

予防：悪化因子（リスクファクター）の解析

遺伝子要因

確立した成績はない．

ホルモン，液性因子

テストステロン値の低下[11]，DHEA値の低下[12]，朝のコルチゾール・DHEA硫酸塩比の上昇[13]，高感度CRP, IL-6上昇[14]，総コレステロールの減少[15]，血清アルブミン値の低下[16]など多くの因子が指摘されている．

われわれも，テストステロン値やDHEA値の低下がADLの低下と相関し，また認知機能や意欲とも正の相関をもち[17]，テストステロン補充によって認知機能が改善する成績も得ている[18]．

フレイルのモデルを一つの器官系に機能障害がある場合に限定するのは，全体を見損なうおそれがある．神経，内分泌，栄養，動脈硬化，炎症など多角的視点のなかで総合的にとらえる必要があるだろう．これはフレイルの悪化サイクルを理解する助けになる（図2）．

生活自立要因

基本的日常生活活動（基本的ADL）は年齢とともに低下するが年々改善し，縦軸にADLをとり，横軸に年齢をとって折れ線でつないだカーブは，年々矩形化し，生命予後と同様，健康長寿は改善している（図3）[2]．

どのような活動度がより早期に低下するかについては，移動系では階段昇降，セルフケア系では入浴や排尿で，食事は最後まで保たれる機能である[18]．

ハイリスクアプローチ

寝たきりになりやすい群を早期にスクリーニングすることが可能ならば，「ハイリスクグループ＝高危険集団」として特定し，早期に介入しようとする考え方である．

この考え方の原点は，生活習慣病におけるハイリスク集団の特定にある．前期高齢者の寝たきり原因の第1位である脳血管障害においては，高血圧，糖尿病などの疾患や，加齢，男性など避けえぬ要因と，日本酒に換算

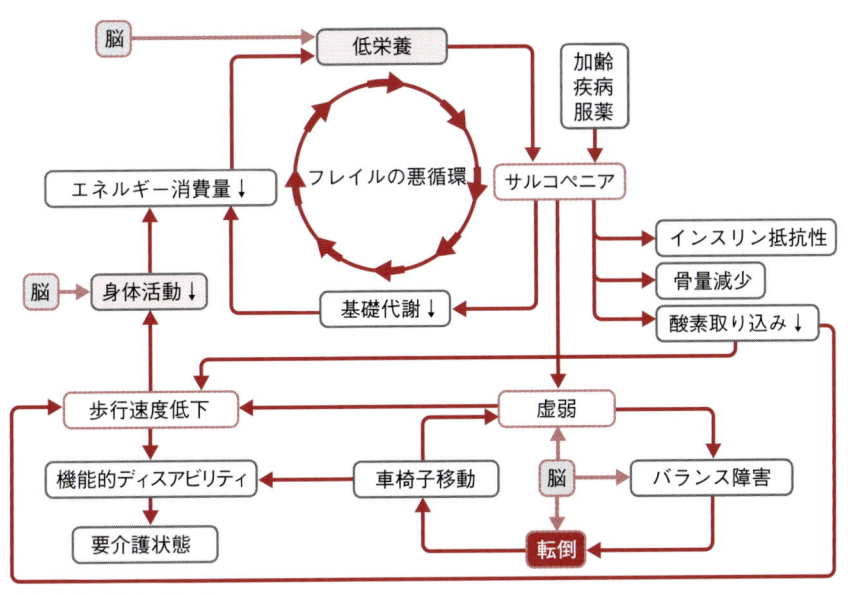

図2 フレイルの悪化サイクル

して2合以上の飲酒，喫煙などといったライフスタイルの要因が縦断研究によって明らかにされている．一方認知症では，代表的なアルツハイマー型認知症において，ApoE ε4の遺伝的危険と高血圧が危険因子であることが明らかにされ，栄養学的にも，野菜不足，肉食過多などのライフスタイルの影響も注目を浴びている．しかしながら，健診レベルで調査指導を行う体制はまだ確立していない．

フレイルに対する最近の包括的アプローチ研究では，多数の生理的組織が症候的，臨床的機能不全の限界に近づき，複数の系統において予備能力の限界を超えた結果生じる症状または症候群[19]という考え方で，きわめて老年症候群に近い考え方である．実際の測定方法としては，運動系機能として，握力，up & goテスト，トレッドミル，6分間歩行などを行い，認知機能としてMMSE，バランス機能として片足立ち試験，栄養状態としてBMI，上腕周囲径などがあげられている．これらは，「高齢者総合的機能評価ガイドラ

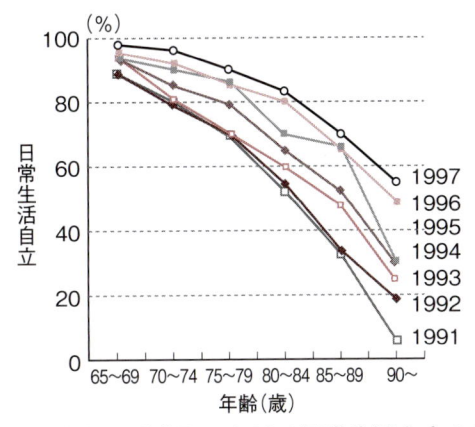

図3 高知県香北町における日常生活自立の経年的改善

イン」[20]に推奨した方法と図らずも一致している．同様の考え方に，フレイルは自立と終末期の中間点とみなす考え方で，ハイリスクの因子として，75歳以上の高齢，基本的ADLおよび手段的ADL障害・依存状態，転倒・骨折，多剤投与，慢性病，認知機能低下，抑うつ，栄養障害を指摘している[21]．

介護予防

介護保険発足以降介護予防がうまくいかなかった理由

介護保険制度創設前の成功事例（香北町研究）によれば，健康予防活動（**表4**）による介入によって，基本的ADLの増大と高齢者医療費の抑制という，理想的な結果が得られている．

新しい介護予防のグランドデザイン

寝たきり予防介入研究による検証—問題点はなにか？

われわれの研究班では，寝たきり予防介入研究によって以下の介入効果と課題を得ている．

転倒予防の効果的な方策は何か

鳥羽らは，認知症患者240名の転倒が特異的に多い時間帯にスタッフ配置の工夫と個別ケアプラン充実による転倒予防の試みを行い，転倒および骨折の半減効果を認めた[18]．

鳥羽，井形らは運動を定期的に行っている4,500名の転倒予防に役立つ運動の性質，頻度，時間を解明した[18]．

表4 高知県香北町における総合機能評価と介入事業

1) 健康関連アンケート調査（65歳以上全高齢者）：ADL，視力，聴力，老研式活動能力，うつ，福祉サービス利用，QOL
2) 包括的機能健診（75歳以上全高齢者）：認知機能（MMSE），歩行能力，身体柔軟性，指先巧緻性
3) 運動教室
4) 家庭血圧測定
5) 定期健診，訪問看護
6) 保健・福祉・医療調整会議（現行のケアカンファレンス）
7) 健康関連講演会（年2回）

在宅維持条件の解明

高橋は，地域在住高齢者全3,097名について，5年間（1999〜2004年）の追跡調査を行い，家族が同居していなければ在宅維持可能率は2/3未満に低下することを認めた．女性は男性より1.5倍在宅に住み続けられた．機能面では，移動能力や認知機能が維持されていることが，在宅維持を2倍以上可能にしていた．また，自治体間の較差も最大で1.7倍も見出され，重大な解決すべき問題と考えられる[18]．

介護予防対象者をどう選ぶべきかを明らかにした

地域（高橋：大三島町1,838名）で軽度介護者，施設（鳥羽：特養など1,200名）でもJ2〜A2レベルが自立度が縦断的に低下する率が高いことを確認した．要支援レベル以下でも介護予防の重要性が示唆される成績である[18]．

運動継続の効果を検証

鳥羽，井形らは，均整柔軟体操の効果を大規模縦断的に検定し，自立高齢者を増やし，要支援への移行を予防阻止する観点（介護予防）から開発したフレイル者の活力を測定する機能評価表を用いて，体操教室の全国的組織（三井島体操2,600名：18〜84歳）に対する大規模縦断研究1年目の成績で，運動による活力度（手段的ADL，交流，運動機能，健康意識，うつ）の向上を示した[18]．このなかで，後期高齢者では週2〜3時間程度の運動が最適であることも示している．

以上の総括から，運動介入に関しては，「個人が楽しめる運動」を「年齢に適した運動強度と時間」設定することにより，持続可能な介入となり，理想的な早期介護予防が実現される．

参考文献

1) 岡本祐三. 介護保険における評価法. 高齢者生活機能評価ガイド：医歯薬出版；1999, p341-344.
2) 松林公蔵. 地域社会における寝たきり予防のための方策. 高齢者生活機能評価ガイド：医歯薬出版；1999, p312-326.
3) 鳥羽研二. 老年科医の観点から見た介護サービス. Gerontology New Horizon 1998；10：39-44.
4) Warren MW. Care of chronic sick. BMJ 1943；2：822-823.
5) Stamford BA. Physiological effects of training upon institutionalized geriatric men. J Gerontol 1972；27：451-455.
6) Stanford EP, Dolson JV. The older disabled veteran. Gerontologist 1972；12：325-329.
7) Stevenson O. The Frail Elderly-A Social Worker's Perspective. In：Health Care of the Elderly (edited by T Arie)：Johns Hopkins University Press (Baltimore)；1981, p158-175.
8) Nourhashemi F, Andrieu S, Gillette-Guyonnet S, et al. Instrumental activities of daily living as a potential marker of frailty：a study of 7364 community-dwelling elderly women (the EPIDOS study). J Gerontol Series A Biol Sci Med Sci 2001；56：M448-453.
9) Blazer DG, Fillenbaum G, Burchett B. The APOE-E4 allele and the risk of functional decline in a community sample of African Americans and white older adults. J Gerontol A Biol Sci Med Sci 2001；56：M785-789.
10) Bader G, Zuliani G, Kostner GM, et al. Apolipoprotein E polymorphism is not associated with longevity or disability in a sample of Italian octo- and nonagenarians. Gerontology 1998；44 (5)：293-299.
11) Morley JE, Kaiser FE, Sih R, et al. Testosterone and frailty. Clin Geriatr Med 1997；13：685-695.
12) Morrison MF, Katz IR, Parmelee P, et al. Dehydroepiandrosterone sulfate (DHEA-S) and psychiatric and laboratory measures of frailty in a residential care population. Am J Geriatr Psychiatry 1998；6：277-284.
13) Carvalhaes-Neto N, Huayllas MK, Ramos LR, et al. Cortisol, DHEAS and aging：resistance to cortisol suppression in frail institutionalized elderly. J Endocrinol Invest 2003；26 (1)：17-22.
14) Cohen HJ, Pieper CF, Harris T, et al. The association of plasma IL-6 levels with functional disability in community-dwelling elderly. J Gerontol A Biol Sci Med Sci 1997；52 (Special Issue)：M201-208.
15) Ranieri P, Rozzini R, Franzoni S, et al. Serum cholesterol levels as measure of frailty in elderly patients. Exp Aging Res 1998；24：167-179.
16) Corti MC, Guralnik JM, Salive ME, et al. Serum albumin level and physical disability as predictors of mortality in older persons. JAMA 1994；272：1036-1042.
17) Akishita M, Yamada S, Nishiya H, et al. Testosterone and comprehensive geriatric assessment in frail elderly men. J Am Geriatr Soc 2003；51：1324-1326.
18) 鳥羽研二. 厚生科学研究費補助金痴呆・骨折臨床研究事業「寝たきりの主要因に対する縦断介入研究を基礎にした介護予防ガイドライン策定に関する研究」平成16年度報告書.
19) Campbell AJ, Buchner DM. Unstable disability and the fluctuations of frailty. Age & Ageing 1997；26：315-318.
20) 鳥羽研二, ほか. 高齢者総合的機能評価ガイドライン, 厚生科学研究所, 2003.
21) Hamerman D. Toward an understanding of frailty. Ann Intern Med 1999；130：945-950.

Part 4 社会的フレイル

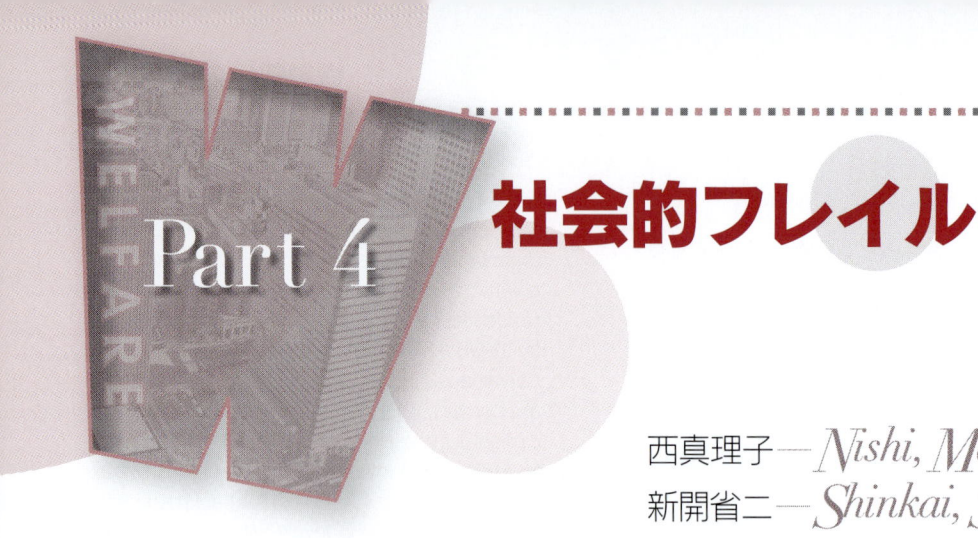

西真理子 — Nishi, Mariko
新開省二 — Shinkai, Shoji

はじめに

フレイルとは「障害でも複数罹患でもない単一のエンティティであり，高齢期にさまざまな要因が関与して生じ，多臓器にわたり生理的予備能が低下するためストレス耐性が減弱し，負の健康アウトカム（障害，施設入所，死亡など）を起こしやすい病態」とおおむね理解されている[1]．この状態は，要介護にいたる前段階にあたり，身体機能低下のリスクが高い状態であるといえる．このようにフレイルは，身体機能との関係において語られることが多い．これはフレイルの概念が主として医学の側から発展してきたからであろう．

しかしながら，近年諸外国では，フレイルを身体機能（physical functioning）だけでなく，認知機能（cognitive functioning）や抑うつに代表される心理的機能（psychological functioning），社会的機能（social functioning）といった生活機能全体の低下リスクが高い状態としてとらえていくべきだとする流れも出てきている．これらの機能のうち，本稿ではフレイルの社会的側面を取り上げる．

社会的フレイルについて

社会的側面にも着目したフレイルの指標

フレイルの概念モデルを身体機能に限ったものにせず，認知機能，心理的機能，社会的機能など，functioning（生活機能）そのものが全体的に脆弱化した状態であるとして，その指標開発を試みている研究がいくつか存在する．このように社会的機能をも含めた包括的なフレイルの指標に，Groningen Frailty Indicator[2] と Tilburg Frailty Indicator[3] がある．

前者は，身体（9項目），認知（1項目），心理（2項目），社会（3項目）的側面の項目から構成され，フレイルの社会的側面は，空虚感の経験［does the patient sometimes experience emptiness around him/her?］，見捨てられ感［does the patient sometimes feel abandoned?］，人恋しさ［does the patient sometimes miss people around him/her?］によって測定される．後者は，身体（8項目），精神（4項目：3項目は心理的項目，1項目は記憶力に関する項目），社会（3項目）的側面の項目から構成され，フレイルの社会的側面は，一人暮らしかどうか［do you live alone?］，人恋しさ［do you sometimes wish you had more people around you?］，十分なソーシャル・サポートの受領［do you receive enough support from other people?］によって測定される．

わが国においては，介護予防制度に依拠し

て『虚弱』を定義している研究は多数みられるものの，科学的根拠に基づいた『フレイル』の指標は今のところほとんどない（多くは，基本チェックリストや要介護認定の判定結果，デイサービスや介護サービスの利用を用いて虚弱を定義）．そこで筆者らの研究チームでは，要介護リスクのスクリーニング尺度として開発した「介護予防チェックリスト」[4] を虚弱性指標として用いることの妥当性を示した[5]．その後，虚弱高齢者の特徴ならびに予測因子に関する一連の研究を報告してきたが[6,7]，「介護予防チェックリスト」は，もともとは要介護リスクのある高齢者をスクリーニングするために開発したものである．「介護予防チェックリスト」の項目群を，生活機能の視点から分類すると，身体（9項目：視力，転倒，歩行，咀嚼力，食欲，体重減少など）と社会（6項目）的な側面の項目から構成されている．社会的側面は，主に高齢期の要介護リスクとして重要な「閉じこもり」や「他者との交流」に焦点を当てた項目から成り，閉じこもり傾向［一日中家の外には出ず，家の中ですごすことが多いか］，外出頻度［普段，仕事（農作業も含める），買い物，散歩，通院などで外出する頻度はどれくらいか］，転倒不安による生活空間の狭まり［転ぶことが怖くて外出を控えることがあるか］，近隣との交流［親しくお話ができる近所の人はいるか］，近隣以外の他者との交流［近所の人以外で親しく行き来するような友達，別居家族または親戚はいるか］，心理的要素も含む項目として生きがい［家の外あるいは家の中で，趣味・楽しみ・好きでやっていることはあるか］の質問項目が含まれている．

社会的にフレイルな状態とは？

ところで，「社会的フレイル」とはどのような状態をさすのだろうか．冒頭で記したフレイルの定義を踏まえれば，「社会的活動への参加や社会的交流などに対する脆弱性が増加している状態」ととらえることができる．また，先に紹介したフレイルの指標に使用されている質問項目をみると，「他者との交流や接触の少なさ」が共通する要素であることがわかる．したがって，社会的フレイルとは，地域社会や人との関係性（relation）が減少している生活状態像といえる．

「社会的フレイル」をこのようにとらえると，この状態に該当あるいは関係するような状態は，個人レベルでいえばsocial isolation, social support（低い），social network（狭い），life space（狭い），social engagement（社会活動や社会参加等が少ない），housebound / homebound, social economic status（低い）などがあげられ，より広義の地域社会レベルとしてはsocial vulnerability, social capital（低い），social environment（わるい）など多岐にわたる．本稿では，個人レベルの「社会的フレイル」を中心にみていく．

閉じこもりとフレイル

「閉じこもり」とは，日常生活における活動の範囲が自宅内にほぼ限られている状態[8]のことをさし，「普段の外出頻度」で定義されることが多い．閉じこもりにいたるまでの経緯（原因）はさまざまではあるが，加齢や疾病，障害などの身体的なものと，うつや気力の低下，社会的役割の喪失などの心理・社会的なものとに大別できる．また，閉じこもりがちになることにより生活空間（活動範囲）が狭くなるため，必然的に地域社会や人との接触頻度が減少しやすい状況に陥りやす

くなる．すなわち，閉じこもりがちになることは「社会的フレイル」のリスクを高くする要因の一つといえる．藤田らは，横断研究により，閉じこもりがちであるほど（外出頻度が少ないほど）身体，心理，社会的側面の健康水準が低い[9]ことや，縦断研究により，閉じこもりがちであるほど（外出頻度が少ないほど）のちに歩行障害や認知障害を発生するリスクが高い[10]ことを明らかにしている．

■ タイプ1閉じこもりとタイプ2閉じこもり

新開ら[11-13]は，藤田ら[9,10]の研究をさらに発展させて，地域在宅高齢者を対象として行った一連の閉じこもり研究を報告している．新開らの研究の特徴は，現象としては同じ「閉じこもり」であっても，"外出できない"のと"外出しない"のとでは，「閉じこもり」という状態がもつ意味合いは異なり，その原因や予後も異なる可能性があると考えた点にある．これらの疑問を背景に，外出頻度と身体機能との関係に着目した閉じこもりのタイプ分けを行っている．まず，普段の外出頻度が「週1回程度かそれ以下」である場合に「閉じこもり」状態であるとみなし，そのうえで，自力で外出可能な身体機能を備えているかを「総合的な移動能力」より把握している．移動能力に制限がある（一人では外出が困難）ために外出できない者を『タイプ1』（移動困難型の閉じこもり），総合的な移動能力は保たれている（一人で外出可能）にもかかわらず外出しない者を『タイプ2』（自立型の閉じこもり）とした（表1）．正確には，いずれのタイプにも分類できないようなケースももちろんある．たとえば，移動能力に問題がなくても，障害（視力障害，聴力障害など）などがあり，外出したくても（あるいは外出しないのではなく）"外出できない"といったケースである．細かくみていくとさまざまなケースはあるが，大概はタイプ1かタイプ2に分類されると考えられよう．

タイプ別にみた閉じこもりの出現頻度は，

表1 閉じこもりの定義：タイプ1とタイプ2

総合的移動能力[a]	普段の外出頻度			
	毎日1回以上	2，3日に1回程度	1週間に1回程度	ほとんどしない
レベル1	レベル1，2 非閉じこもり		タイプ2 閉じこもり	
レベル2				
レベル3	レベル3以下 非閉じこもり		タイプ1 閉じこもり	
レベル4				
レベル5				
レベル6				

[a] 総合的移動能力
レベル1：自転車，車，バス，電車を使って一人で外出できる
レベル2：家庭内および隣近所ではほぼ不自由なく外出できる
レベル3：少しは動ける（庭先に出てみる，小鳥の世話をしたり，簡単な縫い物などをするという程度）
レベル4：起きてはいるが，あまり動けない（床から離れている時間のほうが多い）
レベル5：寝たり起きたり（床は常時敷いてある．トイレ，食事には起きてくる）
レベル6：寝たきり

（新開省二，藤田幸司，藤原佳典，ほか．地域高齢者における"タイプ別"閉じこもりの出現頻度とその特徴．日公衛誌 2005；52：443-455. より引用）

65歳以上の在宅高齢者の約1割で，そのうちタイプ1とタイプ2は半々であった．また，外出頻度と年齢との関係は深く，閉じこもりの出現率は，タイプ1は85歳以降から，タイプ2は80歳以降から急増する傾向がみられた．さらに，タイプ2においては閉じこもりの出現率に地域差が認められ，タイプ1では地域差が統計学的には有意でなかった[11]．タイプ1の閉じこもりの原因としては，年齢が高いこと，就労していないこと，歩行能力の低下，認知機能の低下が検出され[12]，その予後は，同程度の移動能力に制限・困難のある非閉じこもりと比べるとフレイルが進行した先にある負のアウトカムのなかでも死亡との関連が強かった[13]．一方，タイプ2の閉じこもりの原因は，年齢が高いこと，認知機能の低下，抑うつ傾向，親しい友人がいないこと，散歩・体操の習慣がないことであり[12]，移動能力制限のない非閉じこもりと比べると，のちに歩行障害や認知機能障害を起こしやすい要介護リスクの高い集団であった[13]．

閉じこもりのタイプをフレイルという概念からとらえると，タイプ1の閉じこもりは，「身体的フレイル」と「社会的フレイル」が合併した状態であり，身体機能の低下により必然的に社会的フレイルにも陥りやすいタイプであるといえる．タイプ2の閉じこもりは「社会的フレイル」の状態であり，閉じこもりがちであるために生活空間が狭くなり，身体的フレイルのリスクが高いタイプであるといえる．新開らの一連の研究結果は，閉じこもりの原因にしても予後にしても，タイプ1は主に"身体機能"との関連が強く，タイプ2は主に"精神的・社会的機能"との関連が強いことを示唆しており，タイプ1は「身体的フレイル」と，タイプ2は「精神的・社会的フレイル」との関連が強いということになろう．

タイプ2が精神的・社会的フレイル状態にあるために閉じこもりになり，身体的フレイルのリスクが高いとすれば，理屈としては，身体機能が低下したときにはタイプ1の閉じこもりへと移行する．タイプ2の出現率の急上昇が，タイプ1よりも5歳程度早い[10]ことは，身体機能が保たれていたとしても5年程度にわたって閉じこもり状態が長期化されてしまうことで，身体機能低下が起こりやすくなって，タイプ1に移行しやすいことを示唆しているのかもしれない．あるいは，閉じこもりの期間に関係なく，85歳あたりからは加齢により身体機能低下が起こりやすくなり，タイプ1に移行しやすくなることを示唆するものかもしれない．いずれにしても，タイプ2のタイプ1への移行を予防するには，閉じこもりがちになった時点での早急で適切な介入が理想的であることはいうまでもない．しかしながら，タイプ2のような主として心理・社会的要因が原因である閉じこもり[12]への予防的介入は可能なのであろうか．

前述したが，新開らの研究[11]では，タイプ2で閉じこもりの出現率に地域差が認められ，タイプ1ではそれが認められなかった．この結果は興味深いものであり，地域差のみられなかったタイプ1は，老化現象の一つであり，そこから派生する閉じこもりの一種の形であるといえそうである．したがって，タイプ1に関しては，老化による急激な身体機能の低下を予防することや，現在もっている心身機能の維持を促す介入が最優先となり，そういったなかで閉じこもりを予

防する方法が適しているかもしれない．一方，タイプ2の出現には地域差が認められたことから，地域環境への介入の余地が示唆される．地域環境としては，その地域の気候や風土，文化，習慣（食習慣や体を動かす習慣），高齢者人口，人的環境，近隣環境などがあり，どのような地域環境に働きかけることが可能であるか，また効果的であるかといったことは今度の検討課題であるといえる．

今後のフレイル予防に関する社会システムの構築

わが国は寿命のみでなく，高齢者の健康水準をよく反映する「60歳健康余命」も男女とも世界でトップランクにある．しかし一方で，高齢者の障害期間は延びており，介護を要する高齢者は飛躍的に増加しているという現状がある．この背景には，急速な高齢化，なかでも後期高齢者人口の増加があり，それにともなう後期高齢期に生じる障害（late onset disability）の増加がある．late onset disabilityの医学的背景には，身体的なフレイルという病態があり，健康余命を延伸するには，いかに効果的にフレイルの予防を行っていくかも非常に重要な鍵の一つである．

国際生活機能分類（ICF）のモデル

高齢期におけるフレイルの予防策を考えるうえで参考にできるのが，国際生活機能分類（International Classification of Functioning ; ICF, Disability and Health）[14]のモデルである．ICFは2001年にWHOの総会で採択されたもので，WHOは人の健康や障害をみていく場合に，病気の面だけでなく，生活機能との両面をみていくことが望ましいとしており，健康とは「単に病気がないということではなく，『生活機能』全体が高い状態にある」と明示している．ICFのモデルを図示したのが図1である．人の『生活機能』(functioning)は，「身体機能・構造（生物レベル）」，「活動」（個人レベル），「参加（社会レベル）」の3つのレベルを含む包括的概念でとらえられており，各要素が相互に影響を与え合う相互作用モデルとなっている．また，「健康状態」のほかに生活機能の背景因子として「環境因子」と「個人因子」（こちらも双方向性）をモデルに導入し，『人が生きること』の全体像が表されている．

ICFのモデルに照らし合わせると「健康状態＝要介護，施設入所，死亡，機能障害」，「生活機能＝フレイル（身体機能，認知機能，心理的機能，社会的機能などの生活機能の低下）」とみることができる．したがって，身体的機能のみならず，精神的，社会的フレイルにも着目し，その低下を予防することが，生活機能の低下を先送りすることにつながることがわかる．また，同時に背景因子である「個人因子」と「環境因子」も無視できない．フレイルの予防に重要な個人因子と環境因子はどのようなものであろうか．

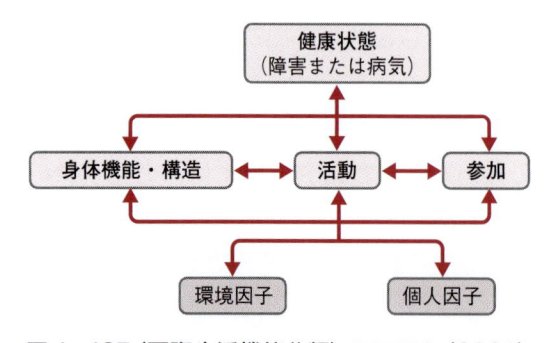

図1　ICF（国際生活機能分類）のモデル（2001）
(World Health Organization : International Classification of Functioning, Disability and Health (ICF). WHO, 2001. より引用)

フレイルの統合的概念モデル "integral conceptual model of frailty"

Bergmanら[15]は，人のライフコースという視点から，フレイルからadverse outcomes（障害，病気，施設入所，入院，死亡などの負の健康アウトカム）へのpathwayをまとめ，その構造を図示した"working frame in development"を発表している．その後，Gobbensら[16]がこの"working frame in development"を発展させたフレイルの統合的概念モデル"Integral conceptual model of frailty"を提唱している（図2）．これらは，フレイルの予防のポイントを示唆する貴重なモデルである．"integral conceptual model of frailty"では，身体的フレイルと心理的フレイル，社会的フレイルが相互に影響し合っていることが表されている．フレイルを減弱させて負のアウトカムを先送りするには，個々のフレイルではなくて，これらのすべてのフレイルに総合的に介入することが必要だということが読み取れる．

フレイルにいたるpathwayには「病気や生理的予備能の低下」および「ライフコースにかかわる決定因子」（life course determinants）がかかわっており，これらへの介入がフレイルの予防へとつながることがモデルに示されている．また「ライフコースにかかわる決定因子」への介入は，「病気や生理的予備能の低下」の予防にもつながる．

このモデルを参考にすると，フレイルの予防には「疾病や生理学的予備能の低下」を早期に発見することが大切であるといえる．フ

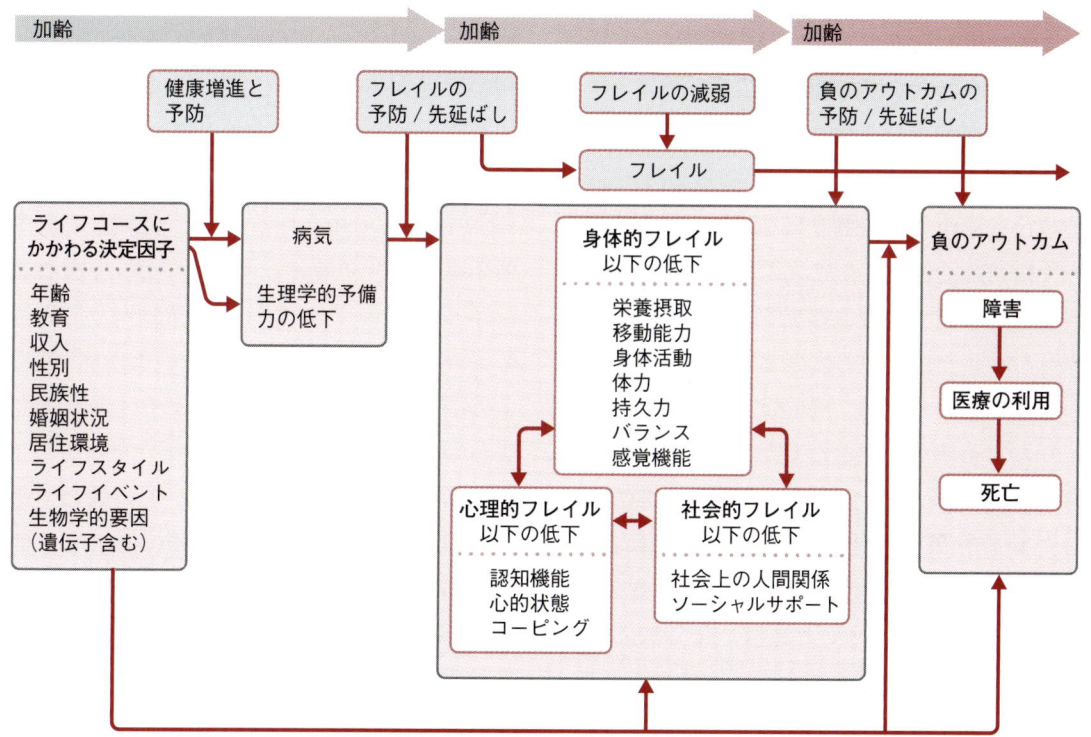

図2 Gobbensら（2010）による"integral conceptual model of frailty"
(Gobbens RJ, Luijkx KG, Wijnen-Sponselee, MT, et al. Towards an integral conceptual model of frailty. J Nutr, Health Aging 2010；14（3）：175-181. より引用)

レイルな高齢者を早期に発見し，適切に介入することによって機能障害にいたらずに，生活機能が維持されることが期待できる．早期発見のためには，個人が健康情報に興味・関心をもつことや定期的に健康診断を受けることなど，個々人がセルフケア意識を向上させること（＝個人因子）が大切である．また，これらの意識が生じるような効果的な普及啓発が行われる（＝環境因子）と同時に，気軽に相談できる場所や健康診断などが困難なく行えるような制度や地域資源があること（＝環境因子），正確な健康情報を容易に入手できるような環境が整備されていること（＝環境因子）なども必要であろう．

ライフコースにかかわる決定因子

次に，もう1つの要素である「ライフコースにかかわる決定因子」（図2）について考えてみたい．ライフコースにかかわる決定因子である性別，年齢，収入，民族性，婚姻状況，ライフイベントなどの個々人の生まれもった特性や歩んできた人生自体（＝個人因子）への直接的な介入は不可能であろう．しかし，それらを踏まえた多種多様な予防策を整えておくは可能であり，たとえば退職後の男性が興味をもつような社会参加プログラムや配偶者をなくしたばかりの高齢者向けのプログラムなどが考えられる．そのほかライフコースにかかわる決定因子として記されている居住環境やライフスタイルには介入の余地があり，健康教育の効果的普及啓発（＝環境因子）は，個々人のライフスタイルに影響を及ぼす可能性がある．たとえば，正しい「食」の知識を得ることは，個人の食生活を改善させ，健康促進につながる可能性をもっている．居住環境については，広義に地域コミュニティや近隣環境ととらえると，フレイル予防には非常に重要な要素（＝環境因子）であると筆者らは考えている．

正しい健康情報に触れる機会が多く，フレイルが早期に発見されやすく，またフレイルおよび障害の発生が先送りされるようなプログラムが行われている地域コミュニティであることが望ましい．こうしたプログラムに気軽に参加できるような雰囲気をもつ地域コミュニティであるに越したことはない．こうした地域コミュニティは，フレイルの「二次予防（＝スクリーニング）」「三次予防（＝改善プログラム）」という役割を果たすだろう．

以上をまとめると，フレイルを予防あるいは先送りするためには，個人因子にも考慮しつつ，環境因子に焦点をあてた社会システムを構築することが不可欠である．その実現には，制度や行政の力はもちろんのこと，地域コミュニティの力がキーポイントとなる．地域コミュニティを基盤として，高齢期にも住民がいきいきと生活できる環境を，地域コミュニティの力でつくり上げていく必要があると筆者らは考えている．

Santos-Eggimannら[17]は，地域在宅の中高年者を研究対象に，基本的ADL障害とフレイル，プレフレイル（pre-frail）の出現率をヨーロッパ10カ国で調査した．65歳以上のフレイルの出現率は，スイスの5.8％がもっとも低く，スペインの27.3％がもっとも高かったことが示されている．また，数値は異なるが50〜64歳の層においても同様であった．同じ基準でフレイルを判定しても（Friedらのphenotypeを使用），国によってその出現率が大きく異なるという結果は，フレイルの予防可能性を示唆するものである．この出現率の差は，その地域の気候や種族としての生理学的・生物学的な特性などと

の関係も深いかもしれないが,フレイルの出現率の高い地域(あるいは低い地域)に共通する要素を探ることで,フレイルの効果的予防策へのヒントがみつかるかもしれない.

わが国における学際的なフレイル研究は,諸外国と比べて出遅れているといわざるをえない.今後,制度に依拠する「虚弱」ではない「フレイル」の研究が蓄積され,地域差の検討が進むことで,研究成果が地域を基盤とした実践的予防活動へとつながることを期待している.

参考文献

1) Walston J, Hadley EC, Ferrucci L, et al. Research agenda for frailty in older adults : toward a better understanding of physiology and etiology : summary from the American Geriatrics Society / National Institute on Aging Research Conference on Frailty in Older Adults. J Am Geriatr Soc. 2006 ; 54 (6) : 991-1001.
2) Steverink N, Slaets JPJ, Schuurmans H, et al. Measuring frailty : development and testing of the Groningen Frailty Indicator (GFI). Gerontologist 2001 ; 41 (1) : 236-237.
3) Gobbens RJ, van Assen MA, Luijkx KG, et al. The Tilburg Frailty Indicator : psychometric properties. J Am Med Dir Assoc, 2010 ; 11 (5) : 344-354.
4) 新開省二,渡辺直紀,吉田裕人,ほか.要介護状態化リスクのスクリーニングに関する研究—介護予防チェックリストの開発—.日公衛誌 2010 ; 57 (5) : 345-354.
5) 新開省二,渡辺直紀,吉田裕人,ほか.『介護予防チェックリスト』の虚弱性指標としての妥当性の検証.日公衛誌 2013 ; 60 (5) : 262-274.
6) 西真理子,新開省二,吉田裕人,ほか.地域在宅高齢者における「虚弱 (Frailty)」の疫学的特徴.日老医誌 2012 ; 49 (3) : 344-354.
7) 吉田裕人,西真理子,渡辺直紀,ほか.FI-J (Frailty Index for Japanese elderly) を用いた「虚弱」の予知因子に関する研究.日老医誌 2012 ; 49 (4) : 442-448.
8) 新開省二.「閉じこもり」アセスメント表の作成とその活用法.ヘルスアセスメントマニュアル—生活習慣病・要介護状態予防のために—.ヘルスアセスメント研究委員会監修,厚生労働省 ; 2000, p113-141.
9) 藤田幸司,藤原佳典,熊谷 修,ほか.地域在宅高齢者の外出頻度別にみた身体・心理・社会的特徴.日公衛誌 2004 ; 51 : 168-180.
10) Fujita K, Fujiwara Y, Chaves PH, et al. Frequency of going outdoors as a good predictors for incident disability of physical function as well as disability recovery in community-dwelling older aduls in rural Japan. J Epidemiol 2006 ; 16 (6), 261-270.
11) 新開省二,藤田幸司,藤原佳典,ほか.地域高齢者における"タイプ別"閉じこもりの出現頻度とその特徴.日公衛誌 2005 ; 52 : 443-455.
12) 新開省二,藤田幸司,藤原佳典,ほか.地域高齢者におけるタイプ別閉じこもり発生の予測因子:2年間の追跡研究から.日公衛誌 2005 ; 52 : 874-885.
13) 新開省二,藤田幸司,藤原佳典,ほか.地域高齢者におけるタイプ別閉じこもりの予後:2年間の追跡研究.日公衛誌,2005 ; 52 : 627-638.
14) World Health Organization. International Classification of Functioning, Disability and Health (ICF). WHO, 2001.
15) Bergman H, Béland F, Karunananthan S, et al. Développement d'un cadre de travail pour comprendre et étudier la fragilité. Gérontologie et Sociéte 2004 ; 109 : 15-29.
(英訳 www.frail-fragile.ca/docs/Bergman_2004_English.pdf)
16) Gobbens RJ, Luijkx KG, Wijnen-Sponselee, MT, et al. Towards an integral conceptual model of frailty. J Nutr, Health Aging 2010 ; 14 (3) : 175-181.
17) Santos-Eggimann B, Cuenoud P, Spagnoli J, et al. Prevalence of frailty in middle-aged and older community-dwelling Europeans living in 10 countries. J Gerontol A Biol Sci Med Sci 2009 ; 64 (6) : 675-681.

索引

あ
アパシー…72
アマンタジン…76
アルツハイマー型認知症…66, 74
アンドロゲン…81

い
インスリン抵抗性…43
移動能力…136
意欲低下…72

う
うつ…69, 72
運動器疾患…94
運動処方…118

え
エストロゲン…110
炎症性サイトカイン…122
嚥下筋…87
嚥下障害…87
嚥下造影検査…89
嚥下体操…91
嚥下内視鏡検査…89

か
カヘキシア…31
過栄養…41
介護保険制度…128
介護予防…128
介護予防チェックリスト…135
介入…139
外出頻度…135
活性型ビタミン D_3…59
管理栄養士…63
環境因子…138

き
基本チェックリスト…19, 26
基本的日常生活動作(ADL)障害…3
基本的ADL…25, 129
虚弱の表現型…34
均等法…54
筋内脂肪蓄積…43
近隣環境…140

け
頸部聴診…89
血中薬物濃度…106
健康日本21…116

こ
呼吸理学療法…92
個人的因子…138
口腔ケア…91
抗凝固薬…109
抗菌薬…108
高血圧…82
高齢者総合機能評価…2
高齢者総合的機能評価…19, 101
国際生活機能分類(ICF)のモデル…138
骨格筋…122

さ
サルコペニア
　…4, 5, 18, 20, 31, 36, 49, 87, 121
サルコペニック・オベシティ…41
三世代研究…50

し
四肢筋量…88
指標…134, 135
脂質異常症…83
自立…3
質問紙…90
社会システム…138
社会的フレイル…6, 135
社会的機能…134
手段的ADL…25, 129
習慣化…119
消炎鎮痛薬…107
心血管疾患…79
心理的機能…134
身体介護…129
身体活動…115
身体機能…123, 134
身体機能基準値…124
身体的フレイル…5, 6, 68, 94

す
睡眠薬…106

せ
せん妄…72
生活機能…18, 134
生活空間…135
生活支援…129
生理的機能低下…3
性ステロイドホルモン…110
性ホルモン…111
性ホルモン結合蛋白…112

精神心理的…6
精神心理的フレイル…68
精神的疲労感…74
前頭葉側頭葉変性症…67

た
タイプ1閉じこもり…136
タイプ2閉じこもり…136
太極拳…117
蛋白同化…50
蛋白動態…52

ち
地域コミュニティ…140
腸内細菌叢…39

て
テストステロン…110
デヒドロエピアンドロステロン…110
転倒予防効果…61

と
ドネペジル…76
閉じこもり…135
統合的概念モデル…139
糖尿病…82
頭部挙上訓練…91
同化障害…36
同化抵抗性…49

な
内臓脂肪…122

に
日本人の食事摂取基準　2015年版
　…53, 63
認知機能…134
認知症…66
21世紀における国民健康づくり運動…116

の
脳血管性認知症…67

は
ハイリスクアプローチ…130
バランス練習…117
パルス法…54
廃用症候群…119
反復唾液飲みテスト…89

ひ
ビタミンD…37, 58
必須アミノ酸…49

ふ
フラミンガムリスクスコア…81
フレイル…18
フレイル・サイクル…12, 21, 34, 35, 63, 69
フレイル症候群…10
フレイルの悪循環…21
フレイル評価指標…7
不安…72
副甲状腺ホルモン…59

ほ
ホエイ…52
ホメオスターシス（恒常性）低下…3
補中益気湯…76
包括的呼吸リハビリテーション…102

ま
慢性全身性炎症性疾患…99
慢性閉塞性肺疾患…99

み
水飲みテスト…89

め
メタボリックシンドローム…41

や
やる気スコア…73
薬剤排泄速度…106
薬物代謝速度…106

ゆ
有酸素運動…115

よ
予防…138
要介護状態…3

ら
ライフコース…139, 140

れ
レジスタンス運動…22
レビー小体型認知症…67, 74

ろ
ロイシン…52
ロコモ…95

ロコモティブシンドローム…95
ロコモ度テスト…95
老人性嚥下機能低下…86
老年症候群…14, 18, 26, 101

欧文索引

A
AD…66
anabolic resistance…36

C
Cardiovascular Health Study…34, 78
CGA…101
CHS…34, 78
COPDの包括ケア…103
COPD…99

D
depression…69
DHEA…111
Dietary Quality Index（DQI）…38
DLB…67

E
Edmonton Frailty Scale…26
EWGSOP…20

F
FICSIT trial…117
FILS…92
Food Intake LEVEL Scale…92
FRAILスケール…48
Frailty Index…4, 11, 12, 26
frailty phenotype…34
frail elderly…2
Fried…4, 116
Friedの定義…26, 48
FTLD…67

G
GDS…72
geriatric depression scale…72
geriatric syndrome…101
Groningen Frailty Indicator…134

H
HABC…80
Health ABCコホート研究…50

I
InCHIANTI研究…50

L
lean mass（LM）…50

M
MADRS…73
mini nutritional assessment…35
MNA…35
Montgomery-Asberg Depression Rating Scale…73
MPI…9
mTOR…48
mTOR蛋白…38
Multidimentional Prognostic Index…9

N
NSAIDs…107

O
obesity paradox…78

P
polypharmacy…22
POMS…73
presbyphagia…86
Profile of Mood Staes…73
PTH…59

Q
QOL構造…130

R
Repetitive Saliva Swallowing Test; RSST…89

S
sarcopenia…20
sarcopenic obesity…41
SHBG…112
skeletal muscle mass index…20
SMI…20

T
Tilburg Frailty Indicator…134

V
VD…67

W
WHI-OS研究…50

ギリシャ文字索引

α-グルコシダーゼ阻害薬…107
ω3不飽和脂肪酸…38

【編者略歴】

葛谷 雅文
（くずや　まさふみ）

1983年	大阪医科大学卒業
1989年	名古屋大学大学院医学研究科（内科系老年医学）卒業
1991年	米国国立老化研究所研究員
1996年	名古屋大学医学部附属病院（老年科）助手
1999年	同上　講師
2002年	名古屋大学大学院医学系研究科健康社会医学専攻発育・加齢医学講座（老年科学分野）助教授
2011年	名古屋大学大学院医学系研究科総合医学専攻発育・加齢医学講座（地域在宅医療学・老年科学分野）教授
2013年	名古屋大学医学部附属病院地域医療センターセンター長（兼務）
2014年	名古屋大学未来社会創造機構教授（兼務）

雨海 照祥
（あまがい　てるよし）

1982年	筑波大学医学専門学群卒業
同　年	順天堂大学附属病院外科入局
1984年	順天堂大学附属病院小児外科
1987年	静岡県立こども病院外科
1989年	山梨県立中央病院小児外科
同　年	筑波大学附属病院小児外科チーフレジデント
1992年	筑波大学臨床医学系小児外科講師
1993〜94年	英国バーミンガムこども病院外科（英国医師免許取得）
2004年	茨城県立こども病院小児外科部長
2007年	武庫川女子大学生活環境学部教授

フレイル―超高齢社会における
最重要課題と予防戦略　　　　　ISBN978-4-263-70628-2

2014年6月10日　第1版第1刷発行
2018年4月25日　第1版第4刷発行

編　者　葛　谷　雅　文
　　　　雨　海　照　祥
発行者　白　石　泰　夫
発行所　医歯薬出版株式会社
〒113-8612　東京都文京区本駒込1-7-10
TEL.(03)5395-7628（編集）・7616（販売）
FAX.(03)5395-7609（編集）・8563（販売）
https://www.ishiyaku.co.jp/
郵便振替番号 00190-5-13816

乱丁，落丁の際はお取り替えいたします　　印刷・真興社／製本・愛千製本所

© Ishiyaku Publishers, Inc., 2014. Printed in Japan

本書の複製権・翻訳権・翻案権・上映権・譲渡権・貸与権・公衆送信権（送信可能化権を含む）・口述権は，医歯薬出版（株）が保有します．

本書を無断で複製する行為（コピー，スキャン，デジタルデータ化など）は，「私的使用のための複製」などの著作権法上の限られた例外を除き禁じられています．また私的使用に該当する場合であっても，請負業者等の第三者に依頼し上記の行為を行うことは違法となります．

[JCOPY] <（社）出版者著作権管理機構 委託出版物>

本書をコピーやスキャン等により複製される場合は，そのつど事前に（社）出版者著作権管理機構（電話03-3513-6969，FAX 03-3513-6979，e-mail:info@jcopy.or.jp）の許諾を得てください．